名古屋市立大学　机器人消化外科手术

Robotic Surgery

That's the way we do it at MEISHIDAI

监修·主编

（日）瀧口　修司

主编

（日）松尾　洋一　（日）髙橋　広城　（日）小川　了
（日）森本　守　（日）佐川　弘之

主审

王锡山　李国新　陈瑛罡

主译

王利明　李　杰

北方联合出版传媒（集团）股份有限公司
辽宁科学技术出版社

■ 監修・主編

瀧口　修司　　たきぐち　しゅうじ　　名古屋市立大学消化外科

■ 主　編

瀧口　修司　　たきぐち　しゅうじ　　名古屋市立大学消化外科

松尾　洋一　　まつお　よういち　　名古屋市立大学消化外科

髙橋　広城　　たかはし　ひろき　　名古屋市立大学消化外科

小川　了　　おがわ　りょう　　名古屋市立大学消化外科

森本　守　　もりもと　まもる　　名古屋市立大学消化外科

佐川　弘之　　さがわ　ひろゆき　　名古屋市立大学消化外科

■ 参編者（执笔顺序）

瀧口　修司　　たきぐち　しゅうじ　　名古屋市立大学消化外科

松尾　洋一　　まつお　よういち　　名古屋市立大学消化外科

早川　俊輔　　はやかわ　しゅんすけ　　名古屋市立大学消化外科

上野　修平　　うえの　しゅうへい　　名古屋市立大学消化外科

田中　達也　　たなか　たつや　　名古屋市立大学消化外科

大久保　友貴　　おおくぼ　ともたか　　名古屋市立大学消化外科

小川　了　　おがわ　りょう　　名古屋市立大学消化外科

齋藤　正樹　　さいとう　まさき　　名古屋市立大学消化外科

佐川　弘之　　さがわ　ひろゆき　　名古屋市立大学消化外科

伊藤　直　　いとう　すなお　　名古屋市立大学消化外科

森本　守　　もりもと　まもる　　名古屋市立大学消化外科

林　祐一　　はやし　ゆういち　　名古屋市立大学消化外科

今藤　裕之　　いまふじ　ひろゆき　　名古屋市立大学消化外科

齊藤　健太　　さいとう　けんた　　名古屋市立大学消化外科

髙橋　広城　　たかはし　ひろき　　名古屋市立大学消化外科

柳田　剛　　やなぎた　たけし　　名古屋市立大学消化外科

鈴木　卓弥　　すずき　たくや　　名古屋市立大学消化外科

牛込　創　　うしごめ　はじめ　　名古屋市立大学消化外科

志賀　一慶　　しが　かずよし　　名古屋市立大学消化外科

渡部かをり　　わたなべ　かおり　　名古屋市立大学消化外科

前　言

我和达·芬奇手术机器人的"相遇"是在 25 年前，那时（1997 年）在美国加利福尼亚州圣塔芭芭拉市 Intuitive Surgical 公司的一家风险投资企业的厂房里展示出一台达·芬奇机器人，而研发该机器人的主要目的是实现心血管外科搭桥手术的微创治疗。这是一台在非开胸的情况下能够安全地进行血管吻合的机器人，当时演示手术的机器人其动作精度之高给我留下了深刻的印象，而且机器人钳子的尖端可以完全模拟人的手指进行腹腔内的操作，直觉感很强。"Intuitive（直觉的）"这个英文我也是在那里才知道的。其概念就像公司名称一样——在体内可以自由地凭直觉操纵手术器械，克服动作限制，进行高精度手术。虽然我的理念是外科医生应该"通过训练来提高自身的技术，提高手术的精度"，该理念与机器人手术的初衷大相径庭，但在当时，试着通过内镜手术提高外科手术的精度的理念与机器人手术是相通的。事实证明，机器人手术实现了这些构想。

2022 年 4 月，日本所有机器人辅助下的消化外科癌手术都被纳入到医疗保险报销范围，从此，机器人手术的普及将更加迅猛。回顾过去，机器人手术经过了漫长的技术积累，保证了它的安全性及同质化。机器人手术的魅力在于它弥补了外科医生经验和技术上的差距，为下一代内镜外科技术的传承做出了巨大贡献。

本书除常规定型化手术之外，还结合了手术病例报告，采用视频解说的形式介绍外科技巧，并可以通过手机随时学习外科手术。希望本书能给广大外科医生提供些许参考。

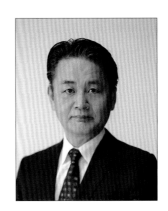

名古屋市立大学消化器外科　主任教授

瀧口　修司

2022 年 12 月

主译简介

■ **王利明**

男，医学博士。2006 年毕业于中国医科大学临床医学六年制日语班。同年 7 月在南方医科大学南方医院进行外科住院医师规范化培训。2009 年 3 月日本医师资格考试合格后一直在日本从事外科工作。先后获得日本外科专科医资格、日本癌治疗认定医资格、日本内镜外科技术认定医资格。2017 年 3 月札幌医科大学博士毕业。2018 年 4 月至 2020 年 3 月师从著名结直肠外科专家山口茂树教授。2021 年就职于中国医学科学院肿瘤医院深圳医院胃肠外科。

2019 年主译《日本静冈癌中心大肠癌手术》（原著绢笠祐介），2020 年主译《腹腔镜下直肠癌图谱》（原著伊藤雅昭），2022 年主译《日本静冈癌中心胃癌手术》（原著寺岛雅典），2023 年主编《山口式腹腔镜结直肠癌手术》，2024 年主译《进展期结直肠癌盆腔手术》（原著上原圭）。

■ **李杰**

男，副主任医师，硕士研究生导师。1997 年毕业于西安交通大学医学部（原西安医科大学），2010 年毕业于日本国立群马大学医学部，获医学博士学位。2018 年 7 月至 2019 年 1 月，在日本静冈癌中心结直肠外科做访问学者。现任职于西安交通大学第二附属医院普外科，长期从事临床、教学及科研工作。致力于开展结直肠癌的综合诊断、微创和精准治疗以及相关研究工作并参与翻译了多部日本医学专著。

审译者名单

■ 主审

王锡山　中国医学科学院肿瘤医院结直肠外科

李国新　清华大学长庚学院

陈瑛罡　中国医学科学院肿瘤医院深圳医院胃肠外科

■ 主译

王利明　中国医学科学院肿瘤医院深圳医院胃肠外科

李　杰　西安交通大学第二附属医院普通外科

■ 副主译

于向阳　天津南开医院胃肠外科

吴永友　苏州大学附属第二医院普外科

■ 参译人员（按姓氏拼音排序）

符　炜　徐州医科大学附属医院普外科

李　刚　江苏省肿瘤医院普外科

马　锴　中国医学科学院肿瘤医院深圳医院胸外科

孙大力　昆明医科大学第二附属医院胃肠外科

尚晓滨　天津医科大学肿瘤医院食管肿瘤微创外科

王　权　吉林大学白求恩第一医院胃结直肠外科

王亚楠　南方医科大学南方医院普外科

徐卫国　中国医学科学院肿瘤医院深圳医院胃肠外科

周育成　浙江省人民医院胃肠胰外科

周晓俊　苏州大学附属第一医院普外科

推荐序 1

对于消化外科而言，可以毫不夸张地说，当今已经全面进入蓬勃发展的多元化微创时代。单孔腹腔镜手术、减孔腹腔镜手术、双镜联合手术、经自然腔道手术（NOTES）、经自然腔道取标本手术（NOSES）等微创入路的革新，使得常规腹腔镜技术的微创性发挥到极致。而随着高清 4K、3D、荧光导航、人工智能辅助，以及其他先进硬件平台的推陈出新，使得腹腔镜技术的精准性也获得了极大的提升。除此之外，作为高级腹腔镜模式的机器人手术也随着更多的循证医学证据的涌现，以及更多品牌产品的上市呈现出爆发式增长的态势。尤其是我国更多民族品牌机器人的上市，使得最初看似高不可攀的机器人手术迎来了快速发展的春天。

近年来，在国外的外科学术会议上，机器人手术已经成为学者们交流的主要内容。其高清放大的视野、多自由度器械和稳定防抖的操作功能使得手术质量有了质的飞跃。尤其是近年来更多的能量凝固装置、自动缝合器械的不断更新，机器人在整个消化外科手术切除和重建中能够更加发挥出相较于传统腹腔镜手术所无法匹敌的优势。目前基于 5G 通信的远程机器人手术，让外科医师的手和眼的能力实现了时空跨越，在不远的将来，远程手术定会成为一种新的发展趋势。

机器人手术是当代医学技术中一项颇具革命性的技术。随着越来越多手术区域的涉及和数据的积累，外科医师从中发现机器人手术不仅看得更清晰，或缝合更便捷，而且在其辅助下，手术难度下降，同时手术质量也得到了巨大提升。本书的原版由名古屋市立大学瀧口修司教授领衔撰写，他们通过多年的研究和临床实践，汇集了关于机器人在消化外科领域应用的最新成果和深刻的见解。本书不仅是一本详细的技术手册，更是一部跨学科的综合性著作，涵盖机器人外科手术领域的重要知识和方法。

本书让我深深感受到科技进步给医学带来的巨大影响。机器人技术的发展不仅提升了手术的精准度和安全性，还拓展了医师们的操作空间和治疗选择。《名古屋市立大学 机器人消化外科手术》一书系统地介绍了机器人手术在消化系统各个疾病治疗中的应用，从食管、胃、结直肠到肝胆系统，再到胰腺和脾脏，涵盖了广泛的疾病和手术类型。虽然在未来的很多年里，传统腹腔镜手术和机器人手术均会更加完善并长期共存，但我相信，随着未来手术机器人民族品牌的技术进步、价格的下降、医保的覆盖，会有更多患者能够从机器人手术中获益。最后，我衷心希望本书能够为中国同道们带来深刻的启发和新的见识。无论医疗专业人士、科研工作者还是普通读者，我相信《名古屋市立大学 机器人消化外科手术》都能够为您提供丰富的信息和独特的视角，帮助国内的外科医师们更好地理解和应用机器人手术。

最后感谢利明及其翻译团队将这些珍贵的内容译成通俗易懂的手术专著，为更多的中国外科医师们打开一扇了解先进医疗技术的窗户。希望本书不仅能满足专业领域的从业者和研究者的需求，也能为对这一领域感兴趣的医学生和医疗工作者们提供些许参考。

中国医学科学院肿瘤医院结直肠外科

王锡山

2024 年 7 月 15 日

推荐序 2

在如今全球化的时代，跨国合作和知识共享变得愈发重要。日本一直以来在医疗技术的创新和应用方面处于世界的前沿，尤其在机器人消化外科手术领域具有丰富的经验和突破性的成果。

本书介绍了日本同行在机器人消化外科手术领域的最新研究成果和临床应用案例。通过深入的讨论和详细的解析，我们将帮助您了解机器人技术在消化外科手术中的优势，并探索其在不同疾病治疗中的应用。同时，本书也将介绍例如瀧口修司、松尾洋一等成功的日本医疗专家团队在机器人消化外科手术领域取得的卓越成就。通过他们的实践和经验分享，我们希望激发中国医疗界的创新和探索，并促进双方的合作与交流。

我们希望将这些珍贵的知识和经验分享给中国的医疗界同行和对该领域感兴趣的读者。本书的翻译版特别为中国读者而作，旨在为您提供一个全面而深入地了解日本同行在机器人消化外科手术领域所做贡献的机会。

感谢主译利明及其所有参译工作的团队成员们，他们的辛勤努力使得这本书能以最准确和流畅的方式传达日本同行的智慧和见解。希望本书能为您提供一次有益的阅读体验，同时也为中日两国医疗界的合作与发展贡献一份力量。无论您是医生、研究人员还是对医疗技术感兴趣的读者，我们相信这本书将为您拓宽眼界，激发创新思维，并为您在机器人消化外科手术领域的学习和实践提供有价值的指导。

最后期待中日两国医疗领域在未来的合作与交流中取得更多共同的成就。

清华大学长庚医院

李国新

2024 年 8 月 1 日

译者序

外科医师该如何成长？

2018 年当我开始学腹腔镜结直肠癌手术的时候，沉下心来翻译完成了绢笠佑介先生的《日本静冈癌中心大肠癌手术》，把山口茂树教授的大弟子绢笠先生的精髓全盘吸收拷贝。在之后那两年里追随山口教授使我更深刻地理解了"山口派"的各步骤背后的细节要点。疫情时期回国隔离的一个月期间，我把山口茂树教授指导的点点滴滴编写成《日本山口式：腹腔镜下结直肠癌手术》一书，事无巨细地把先生的每个手术细节理解并剪辑成手术视频后呈现给中国读者们。山口教授给他所有的弟子们的教诲是"守·破·离"，即追随他学习的 5 年内只需全盘拷贝。5 年后等自身技术稳定了再适当地更改手术流程，这样才能做到技术更新。最后吸纳最新的外科技术为己所用，达到自身的飞跃。

"守·破·离"最先在剑道和茶道中被定义为不同的修行阶段。"守"是忠实遵守老师的教导、模式，以及技巧，切实掌握的阶段。"破"是指对其他流派的教诲进行思考，吸取好的东西，发展新技术的阶段。"离"是指脱离一个流派并形成自己独特风格的阶段。

2020 年当我去北海道独自开展低位直肠癌手术时，我把伊藤雅昭先生的《日本国立癌研究所东院腹腔镜下直肠癌手术图谱：手术总论·TME·ISR》（中文书名为《腹腔镜下直肠癌手术图谱》）一书反复熟读并翻译成中文，当时内心渴望做好更高难度的 TME 和 ISR 手术成为我翻译该书的原动力。回国后开展的 ISR 手术所有的细节均源自该书。每当手术做得不尽如人意时，我还是会翻开该书找到相应的章节，温故知新。

2021 年初回国前夕深感胃癌知识匮乏的我把寺岛雅典先生的《寺岛式日本静冈癌中心胃癌手术》一字一句地翻译成中文并熟记在心，该书成为我人生中第一本细致解读的胃癌手术参考书。在实际的临床工作中，反复地观看大森健先生的胃癌手术视频并把自己做的手术对比着原视频，寻找我与大森先生之间的细微差别，不断地模仿大森先生的每个动作，不知不觉已经开展了近 200 台胃癌手术，虽然目前还未能望其项背。

随着临床业务不断开展，现有的技术逐渐不能满足临床的实际需求。外科医师应当与时俱进，要有一种不断提高自身技能去改善患者预后的职责使命感！

2023 年上原圭先生的《进展期结直肠癌盆腔手术图谱》一书出版时，我迅速完成了所有的翻译工作并于次年完整地向中国同行们传述了日本学者的智慧结晶。如此挚爱翻译日本医学书，与其说是为了他人，倒不如说是为自己在不同外科阶段中建立最基本的理论根基吧！

2023 年 12 月，时隔 3 年，线下在横滨参加日本腹腔镜外科学术年会，整齐划一的机器人手术专场似乎把腹腔镜手术挤出了历史舞台。从 2022 年日本医疗保险覆盖机器人辅助下消化外科所有癌肿手术之后，日本内镜外科学会大大降低了机器人手术的门槛，许多毕业 5 年的日本外科医师都已开始开展机器人手术。大会茶歇间隙与曾经的同事们嘘寒问暖中，我还沉浸在中国的手术量压倒性比日本多所带来的"以量取胜"的自豪中，但得知在日本曾经的同事们甚至比我年轻的日本外科医师均已全部步入机器人手术行列，危机感油然而生，因此我赶紧寻找下一个自我突破点：机器人消化外科手术！

很荣幸通过曾一起在埼玉医科大学国际医疗中心消化外科受训的现名古屋市立大学医院的伊藤直先生推荐，能够把其老师瀧口修司教授主编的《名古屋市立大学　机器人消化外科手术》介绍给中国同道们。本书共分为 8 个章节，分别讲述了机器人手术发展史，食管、胃、肝胆、胰腺、结直肠各脏器恶性肿瘤的常规机器人辅助手术，以及高难度机器人手术。在本书的最后还着重介绍了疝气修补术。本书或许能给即将开展机器人手术的医院科室骨干医师或正彷徨着摸索机器人手术的各位消化外科系统的学科带头人们提供些许参考。

中国医学科学院肿瘤医院深圳医院胃肠外科

王利明

2024 年 7 月 16 日

机器人手术九大原则

1. 要牢记：手术的成败，80% 取决于观察

对初学者而言，机器人手术很容易被认为是按程序推进的低难度手术。在此之前，重要的是如何找到应该切开的部位和最佳游离层面。从内镜手术派生出来的机器人手术，其活动自如的关节很受外科医生青睐，如何借助其高清摄像头，找到最佳游离层面是至关重要的。在此基础之上进行术野展开，显露出应该切开的地方，懂得如何游离，手术就基本成功一大半了。

2. 整个手术过程中都应该思考自己现在应该做什么，所做的操作是外科基本手法中切开、游离、离断中的哪一步操作

手术过程中的具体操作言语化是非常重要的。比如：将血管周围组织从血管外膜剥离，离断血管等。往往这在手术过程中是容易被忽略的。换句话说，在手术的过程中要有意识告知自己的每个动作是在做切开、游离还是离断，这样更有助于提高手术精度。切开是指切开膜样的组织，游离是指扩大组织与组织之间的间隙空间。如果能够理解这种细微的差别且能用言语来描述自己每个手术步骤，那么离手术达人也就不远了。手术达人一般都是靠直觉进行手术的，但是一般的外科医生在成长为手术达人之前是需要用语言来描述自己的每个手术步骤的，这是很重要的。文明的进化过程中，语言表达是极其重要的，在外科医生的世界里，把每个步骤言语化同样非常重要。

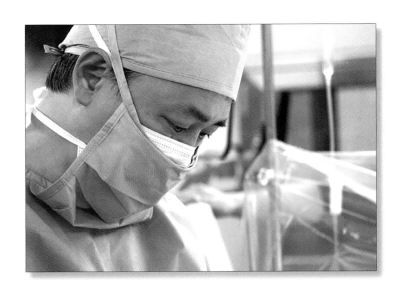

3. 应该掌握机器人的特性

将来，手术机器人会不断地更新换代，当然，其优缺点各不相同，重要的是外科医生要精通手术机器人，百分百地发挥其优势。外科医生已经习惯了剪刀、电刀等简单的工具，但遗憾的是，一些年长的外科医生在没有完全掌握器械的使用方法前，就开始使用这些工具，这样可能会事倍功半。使用机器人做手术前，应该进行各种各样的模拟训练，掌握器械性能，扬长避短，才可以在实践中熟练地使用机器人。要记住，如果没有掌握器械性能，一知半解地使用机器人做手术，很容易酿成大事故。

4. 灵活地、积极地使用机器人的多关节功能

我是经历过开腹手术、腹腔镜手术和机器人手术的一代。虽然很少有人思考开腹手术的不足之处，但实际上开腹手术即便不知道细节也能操作，这就容易使手术变得粗糙。腹腔镜手术的魅力在于其放大的视野。那么机器人手术又有什么优缺点呢？对于习惯了腹腔镜操作的外科医生来说，转为做机器人手术时，即使不能很好地利用机器人的关节功能，也能进行手术，腹腔镜手术达人应该意识到，如果能善于利用机器人的关节特性，手术或许能做得更好。因此外科医师要学会掌握机器人的关节灵活性，灵活使用腕关节，自由地驾驭机器人来进行手术。

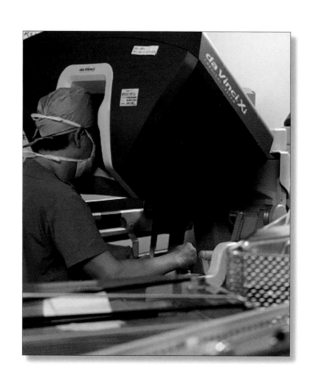

5. 努力掌握双极电凝的使用方法

机器人的能量装置根据医院不同而各异。笔者所在医院现在主要是使用双极电凝来清扫淋巴结，这种方法也是非常实用的。但是双极电凝对游离组织间隙的细微调控要求较高，而且要掌握这项技术还需要有一定的病例积累。对于没有触觉的机械臂，夹闭操作时，只能从显示屏上的组织热变性读取信息，进一步反映到指尖的操作。这里所谓的热变性是指组织因导电而产生的气雾、水蒸气所引起的组织变性。在指导年轻医生手术时，我会告诉他们不能只看钳子尖端的开合所带来的物理学上的组织压榨，同时还要学会辨识组织的热变形程度，掌握双极电凝的特性。

6. 展开是为了更容易观察

如何有意识地利用内镜手术扩大视野，即便在近视野里，清楚显露其解剖视野也是非常重要的。视野展开的机械臂牵拉血管或者脏器附近的解剖标志，助手的钳子展开出大视野，术者的左右手钳子就可以游刃有余地推进手术，此时，切除的组织与该保留的脏器附着处之间就会显露出比较疏松的游离层面，一次牵拉调整就可以很大程度地推进手术。

7. 需要维持组织的最理想张力

为了显露出内镜手术的视野，外科医生需要维持组织的最理想张力。大家都经历过组织被撕裂的情况，从这一经验出发，了解组织撕裂的临界值很重要。牵拉组织的张力达到临界值前切开组织会事半功倍，这样才能保证在层与层之间的最佳游离层面进行分离。因此，外科医生要善于从画面上判断张力的状态，只有这样，术者的左手才能更加精准地操作。

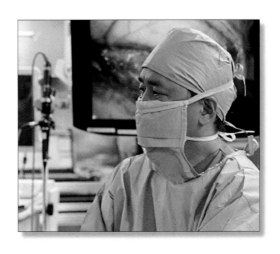

8. 要经常反省自己的认知、判断、操作是否得当，要勤于进行手术复盘

我们在驾校最初学到的词汇是认知、判断、操作。比如：识别红灯，判断需要刹车，进而进行刹车操作这一系列的过程。手术复盘也很重要，手术进展不顺利时，总结分析就显得尤为重要。不知道游离层面，这是认知失误。本以为不会出血，但切开的地方却出血了，这是判断失误。由于用力过猛，导致组织撕裂，这是操作失误。当发生问题时，通过上述 3 种分类，就能很好地找到原因所在，进而避免今后再次发生此类问题。也就是说，通过进行手术复盘，好好地反省，就能在下次手术中有所改进。

9. 机器人手术的顺利完成靠的是团队合作，要心存感激

机器人手术今后将会得到广泛普及，能激发广大年轻医生的手术积极性。习惯了开腹手术和腹腔镜手术的医生，由于手术环境的不同，往往会不知所措。此时，对除术者外的其他外科医生的要求也逐渐变得严格起来。把机器人手术的术野吸引、更换机械臂等重要的工作都委托给助手，更不能忘记做准备工作的护士和器械工程师。只有团队协力，手术才能顺利进行，所以对能顺利完成手术要心存感激，这是很重要的。毋庸置疑，术者是守护患者生命的第一责任人。

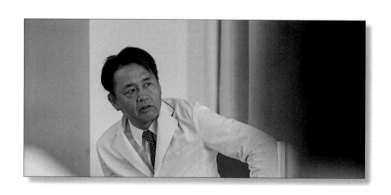

目　录

本书收录了大量视频。要观看视频需要微信扫描下方二维码。此为一书一码，为避免错误扫描导致视频无法观看，此二维码提供两次扫描机会，扫描两次后，二维码不再提供免费观看视频机会。购买本书的读者，一经扫描，即可始终免费观看本书视频。该视频受版权保护，如因操作不当引起的视频不能观看，本公司均不负任何责任。切记，勿将二维码分享给别人，以免失去自己的免费观看视频机会。操作方法请参考视频使用说明。

视频使用说明

扫描二维码即可直接观看视频。视频均有目录，点击目录可以进入相关视频的播放页面直接观看。

另外，关于本视频服务，请在理解以下事项的前提下使用。

▶ 本视频的观看时间将以本书第一次印刷发行之日起的 5 年为期限。但是，由于无法预料的原因，在此期间内也有可能停止发布。

▶ 根据个人手机的操作系统版本、播放环境、通信线路等情况，有时会出现视频无法播放的情况。

▶ 手机的操作系统及应用程序操作方面导致无法观看，本出版社将不予支持。

▶ 观看手术视频所产生的通信费等，请自行承担。

▶ 与本视频相关的著作权均属日本南江堂株式会社。禁止对部分视频或全部视频擅自进行拷贝、修改、免费传播或收费传播。

r9FRqN

视频目录

第一章　概述

一、机器人辅助手术的历史与现状

1987 年 3 月 17 日，在法国里昂，Philippe Mouret 等开展了世界首例腹腔镜胆囊切除术，由此拉开了消化系统微创手术的序幕。此后，腹腔镜手术的适应证逐渐扩大，现在肝胆胰等高难度腹腔镜手术也被纳入日本医疗保险范围，成为标准的治疗方式之一。然而，在进行难度高的手术时，腹腔镜手术的钳子不能弯曲，也就不能很灵活地进行操作。对此，机器人辅助手术的开发也就被提上了日程。

1　机器人辅助手术的开端

现隶属于 Johns Hopkins University 的 Russell H.Taylor 被誉为"医用机器人工程学之父"，从 20 世纪 70 年代开始，他就开创性地致力于机器人辅助手术的研究。当初，机器人手术的着眼点是出于军事目的的远程手术。但是，在实际应用过程中，让人切身感受到其放大视觉效果的精细手术带来的好处，因此研发团队以此为目的进一步推进了开发。随着达·芬奇外科手术系统（以下简称达·芬奇）被广泛使用，形势发生了巨大变化。

2　达·芬奇机器人的开发及引入日本的进程

Master slave 型手术辅助机器人达·芬奇于 1999 年在欧洲上市，2000 年在美国获得 FDA 批准，之后逐步推向全世界，到 2021 年，全球累计使用中的机器人数量将达到 6000 台，有超过 1000 万

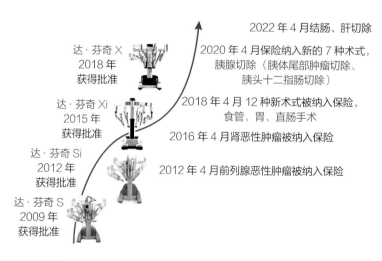

图 1-1-1　日本机器人辅助手术保险适用的变迁（消化外科领域）

（图片来源：Intuitive Surgical）

的患者接受了达·芬奇机器人辅助下的微创手术。日本于 2000 年首先在庆应义塾大学附属医院，接着在九州大学附属医院作为临床试验单位率先引进。在实际临床应用方面，随着达·芬奇 S 和达·芬奇 Si 分别于 2009 年和 2012 年获得药事部门批准，自 2012 年 4 月，前列腺恶性肿瘤被纳入医疗保险报销范围后，该技术得到了迅速普及（图 1-1-1）。

3　消化外科领域达·芬奇的引进和发展

2015 年达·芬奇 Xi 获得了日本药事部门批准之后，在消化外科领域迅猛发展。2018 年 4 月食管、胃、直肠 3 个脏器的手术被纳入医疗保险报销范围之后，现在已经扩展到结肠、肝切除和胰腺切除领域（图 1-1-1），今后还将继续扩展到疝气等普通外科领域。因此，机器人辅助手术也将在消化外科领域被定位为真正意义上的标准外科治疗。

松尾　洋一

参考文献

[1] Polychronidis A, et al. Twenty years of laparoscopic cholecystectomy: Philippe Mouret——March 17, 1987. JSLS 2008; 12: 109-111.

二、机器人辅助手术的未来及展望

1　机器人辅助手术技术

目前机器人辅助手术的特色如下：

（1）EndoWrist 机械臂

比人的手腕关节更加灵活，有更大的可动区域，可进行复杂的细微操作。此外，通过防抖功能，使手术操作更加稳定自然（图 1-2-1）。

（2）高倍率 3D 高清手术图像

放大的术野图像清晰地显示出来，通过视觉可以补偿触觉缺失的不足。

（3）Firefly 成像系统

能够实时利用近红外线和可视光观察组织（图 1-2-2）。笔者所在科室应用该系统，对直肠癌的病变进行了更准确的定位。在新医疗保险覆盖的肝切除领域，至今仍在使用 ICG 荧光法，但在机器人辅助手术中性能更佳。

2　机器人辅助手术今后的展望

（1）触觉

现阶段机器人辅助手术系统还没有触觉，虽然清晰的放大视觉效果充分弥补了缺乏触觉的不

a
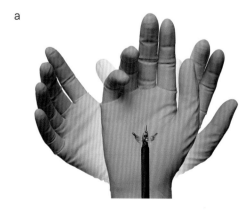

b
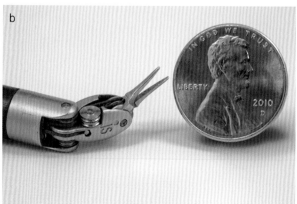

图 1-2-1　EndoWrist 机械臂

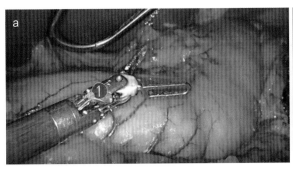
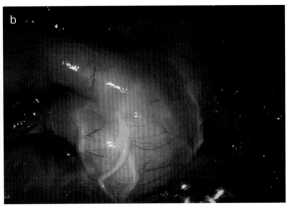

图 1-2-2 Firefly 成像系统

足，但不可否认的是，抓持和牵引仍会产生预想之外的组织损伤。关于机器人手术系统的触觉有待进一步研究。

（2）AI

AI 在医疗各领域的应用取得了进展，今后预计也将被引入机器人辅助技术系统。虽然自动操作比较困难，但手术引导还是可以实现的。

（3）远程手术

2001 年进行了世界首例远程手术，因远隔大西洋而被命名为"Lindberg 手术"。如今，日本的"Hinotori 机器人手术系统"团队正在进行远程手术的研究，期待其成果早日公布。

机器人辅助手术正在加速普及，并逐渐成为标准治疗方法。我们期待机器人辅助手术能够进一步发展，安全地提供更微创、更精细的手术。

松尾 洋一

参考文献

[1] Takahashi H, et al. Accurate localization of rectal cancer using near infrared ray-guided surgery with intra-operative colonoscopy and da Vinci Firefly technology. Surg Today 2020; 50: 205-208.

[2] Marescaux J, et al. Transatlantic robot-assisted telesurgery. Nature 2001; 413: 379-380.

三、日本产手术机器人"Hinotori"的概况

　　"Hinotori"在日语里是火烈鸟的发音。"Hinotori"是由总部位于日本神户市的 Mediocaloid 公司研发的手术机器人。在泌尿系统领域已经投入临床应用，于 2020 年 12 月实施了第一例前列腺全切除术。今后，消化外科领域和妇科领域均可使用该设备，手术适应范围将大幅扩大。
　　由于实际接触的机会较少，所以目前笔者团队对其细节还没有充分了解。本节将介绍"Hinotori"的特点和性能，并对其今后的发展进行展望。

1 "Hinotori"的特点和性能

（1）手术机械臂

①外观

　　机械臂设计精致小巧，可确保手术无菌区助手的操作空间（图 1-3-1）。

②辅助安装

　　安装在臂基上的相机可以观察更换手臂器械时的图像，更容易操作（图 1-3-2）。

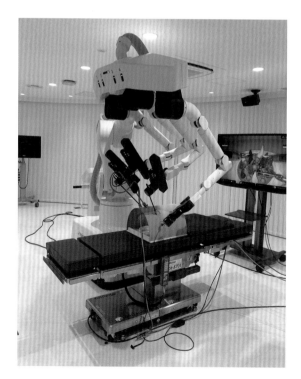

图 1-3-1 手术机械臂的外观

整体上设计得精致小巧。

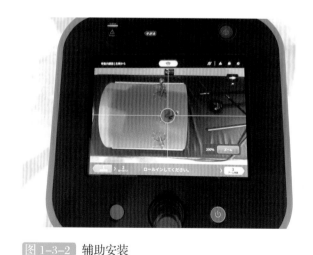

图 1-3-2 辅助安装

在机械臂处安装了摄像头，助手可观察实时画面进行器械装卸。

③免戳卡设计

"Hinotori"的最大特点是不需要机械臂和戳卡对接。机械臂的支点由软件设定（图1-3-3）。

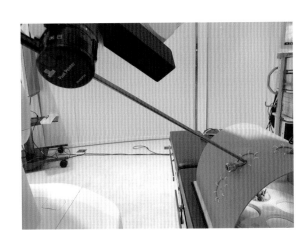

图 1-3-3　免戳卡设计
机械臂动作支点的设定。

④减轻机械臂的干扰

操作臂由8个轴构成，可减轻对机械臂的干扰，使手术顺利进行。

（2）手术操作台

①外观

手术操作台的设计以白色为基调，虽然占地面积与daVinc没有太大区别，但整体给人以简洁、舒适感（图1-3-4）。

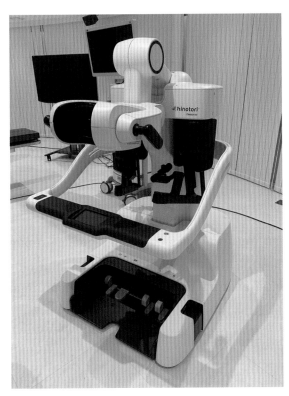

图 1-3-4　手术操作台的外观
以白色为基调，整体给人以简洁、舒适感。

②人体工程学设计

机器人手术尤其是在长时间手术时，术者的颈部负担较重是一大问题。"Hinotori"的手术操作台采用人体工程学设计，可适应各种姿势。有望减轻医生的负担（图1-3-5）。

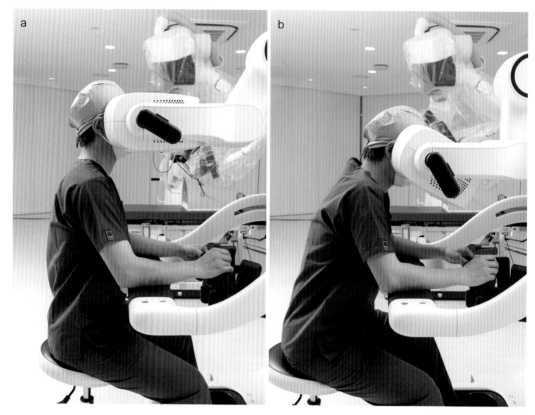

图 1-3-5　人体工程学设计

术中可以变换姿势，减轻医生的疲劳。

③手控力量可变功能

手术操作时，手控力量可分4个阶段改变，这也是"Hinotori"的一大特点（图1-3-6）。随着女性外科医生数量的逐渐增加，可根据医生的喜好调节操作时的手控力量。另外，还可以根据所施行手术的脏器和手术区域变更力量等级，从而实现更加精细的操作。

（3）成像系统

"Hinotori"配备了STORZ公司生产的摄像头，可获得高清手术图像。

机械臂的摄像头的图像显示在画面右侧（图1-3-7）。

（4）辅助设备

辅助设备主要有双极、单极、抓钳等，基本上都是在日本生产的（图1-3-8）。截至2022年4月，其血管凝固设备还在研发中，随着病种的不断扩大，今后辅助设备也将不断扩充（图1-3-8）。

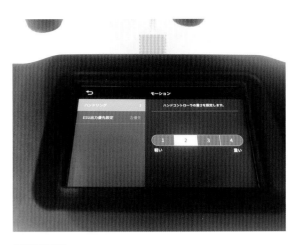

图 1-3-6　具备操控力量可调节功能

可根据医生的喜好改变操控力量等级。

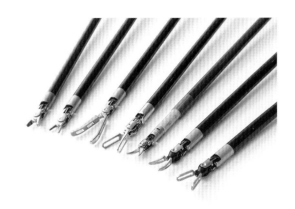

图 1-3-8　辅助设备

辅助设备均在日本生产，有望逐渐增加设备种类。

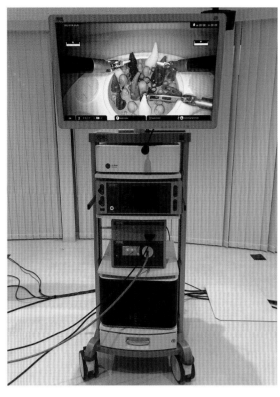

图 1-3-7　成像系统外观

摄像头由 STORZ 生产，可呈现出高清图像。

2　今后的展望

　　名古屋市立大学医院于 2022 年 3 月引入了"Hinotori"，并准备开始施行消化外科手术，它是继达·芬奇之后的日本第一个真正意义上的手术机器人。日本外科医生对首个国产机器人的期待很高，今后有望更多医院引入该型机器人，开展各种手术。我们期待把这种传统制作技术和消化外科医生们精细的外科技术融为一体，展现给世人。

早川　俊辅

第二章　食管

一、概念及适应证

对于食管癌来说，虽因机器人手术的应用而变得更具微创性，但其仍然是侵袭性相对较高的手术之一。目前总体来说，与其他消化外科手术相比，食管癌术后并发症的发生率还是非常高的。据研究报道，术后肺炎、吻合口漏、喉返神经麻痹占并发症的大部分，不仅会延长术后住院时间、降低患者生活质量，还会影响远期预后。JCOG9907的研究结果显示，术后并发感染的人群3年生存率为57.4%，而无并发感染的人群3年生存率为69.2%，两组数据统计学上存在显著差异（图2-1-1）。也就是说，术后并发症将影响患者的远期预后。因此，外科医生绝对有责任和义务去减少术后并发症的发生率。

我们始终认为食管癌手术治疗是最有效的根治手段。在食管癌的治疗过程中，始终秉承着"零并发症"和"绝不放弃"等原则，为患者提供更加优质的手术。

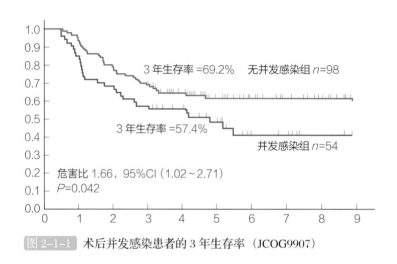

3 年生存率 =69.2%　　无并发感染组 n=98

3 年生存率 =57.4%

并发感染组 n=54

危害比 1.66，95%CI（1.02～2.71）
P=0.042

图2-1-1　术后并发感染患者的 3 年生存率（JCOG9907）

1　并发症的预防措施

伴随胸腔操作的食管次全切除术，术后肺炎的发生风险很高，而且可能是致命的。另外，如前所述，对长期预后也有影响，因此有必要努力降低术后肺炎的发生风险。从目前的经验来看，术后发生肺炎的原因之一除了喉返神经麻痹之外，气管血流改变也是重要影响因素。虽然根治手术需要彻底清扫淋巴结，但这可能会导致副损伤过大而引起并发症。为了减少术后肺炎的发生风险，我们不仅要保留喉返神经，还要保留支气管动脉和气管外膜的毛细血管网。

机器人手术通过高清图像信息的空间识别、4 号臂的稳定视野、放大视野和防抖功能、具有多关节扩大的活动范围等，能够让医生更精细掌握组织解剖，实现高精度手术。

利用这一优势，正确认识清扫组织及其周围脂肪组织的属性，判断是否为拟清扫的淋巴结，对于精准手术是非常重要的。支气管动脉被属于奇静脉弓周围的脂肪组织包围，与食管周围的组织属性不同，存在可游离的间隙。通过掌握其属性的差异，在充分进行淋巴结清扫的同时，可以准确地保留包括奇静脉弓在内的支气管动脉（图 2-1-2）。另外，气管外膜的血管网与需要切除的组织属性不同，仔细鉴别交感神经的层状结构，是可以保留气管外膜血管网的（图 2-1-3）。

另外，营养状态的维持和改善对于术后并发症的预防及治疗同样非常重要。作为营养干预的一环，将采用胸骨后路径进行重建，术中经胃放入空肠营养管，这样术后早期即可实施肠内营养，可以与经口摄食同时并用。通过该方法，术后体重减轻得到有效控制，术后 1 年的体重下降率与没有干预的组相比，从 15% 减少到 8%。另外，由于食管癌的治疗方法有了大幅度的进步，手术治疗与化疗、放疗相结合的多学科综合治疗已成为共识。食管癌术后，由于化疗和放疗等追加治疗导致的经口摄入不足，或者是吻合口复发导致的狭窄、吞咽功能下降等问题屡见不鲜。胸骨后路径，即使在空肠营养管拔除后，在内镜观察下，由剑突处经胃壁穿刺，用导丝将空肠营养管越过幽门、跨过Treitz 韧带放置在空肠中也是可行的（图 2-1-4），而且这种方法还是比较简单的微创方法。这种营养支持对维持治疗强度和提高生存率都很重要，也是我们一直提倡的。

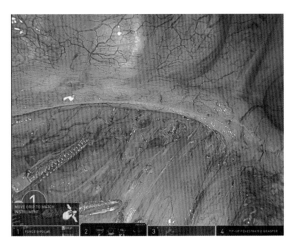
图 2-1-2 保留奇静脉弓在内的支气管动脉

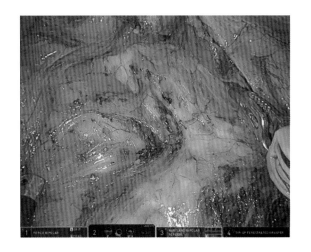
图 2-1-3 保留气管外膜的血管网

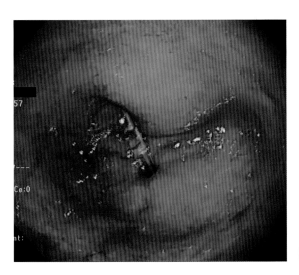
图 2-1-4 经胃壁穿刺的空肠造瘘

2 不放弃任何手术

随着多学科治疗的证据越来越充分，食管癌的治疗指南也越来越规范，生存预后得到了显著提高。我们的手术适应证原则上按照《日本食管癌诊疗指南》的规定。但是，对于那些即使是一般认为无法切除的、有其他脏器浸润的 T4b 病例（气管、主动脉浸润等），也可以通过联合切除而达到 R0 切除，这就是我们本着"不放弃任何手术"的理念，与心血管外科、呼吸外科、耳鼻喉科、整形外科等进行合作，抓住手术时机，开展根治性手术。另外，在初诊时发现少数转移灶，即所谓的同时性单发转移，也可以先施行术前化疗，在确认病情稳定后，同时进行原发灶和转移灶的切除手术。通过机器人手术，实现更加微创的治疗。这样一来，就可以实现术后的早期恢复和推进后续治疗，已经有很多病例获得了良好的长期生存。我们对可以达到 R0 切除的病例积极推进"不放弃任何手术"的理念，给患者带来了更大的希望。

上野　修平

参考文献

[1] Kataoka K, et al. Prognostic impact of postoperative morbidity after esophagectomy for esophageal cancer: exploratory analysis of JCOG9907. Ann Surg 2017; 265: 1152–1157.

二、胸部操作

1 器械设定

（1）钳子和能量装置的选择

1号臂使用达·芬奇用8mm戳卡和双极电钳。2号臂为摄像头端口，使用达·芬奇用8mm戳卡和30°斜视镜。3号臂可根据情况更换达·芬奇用15mm戳卡和马里兰双极电钳、血管凝固装置、电剪。4号臂使用达·芬奇用8mm戳卡和尖端上弯双孔抓钳（TIP-UP Double Fenestrated Grasper）。该钳用于推挡食管、气管等器官时，将纱布卷起来，抓在钳子尖端，不让金属直接接触脏器。

左手操作的1号臂是达·芬奇本身的能量装置，使用CUT0、COAG3。右手操作的3号臂，采用柯惠公司的电能量装置Force Triad™，连接双极（Double Bipolar Method）操作，双极采用Bipolar Macro mood 60模式。采用排烟装置，保持视野干净。排烟管如果放在腹部一侧的戳卡上，则可能吸入血液和冲洗水，气胸压力设定为8mmHg。

（2）布局 （图2-2-1）

胸部操作患者为全身麻醉，采取俯卧位，右上肢抬高。患者右胸部靠近手术台的一端，用魔术床固定患者左侧，再用侧卧位固定器固定。机器人床旁机械臂从患者左侧接入。患者俯卧位，2名助手、1名护士和器械盘位于患者的右侧，头侧的助手在操作控制台时要更换3号臂上的手术钳，在其右侧的器械台上放置手术钳。患者尾侧的助手从辅助端口进行纱布的取出、吸引、牵引。

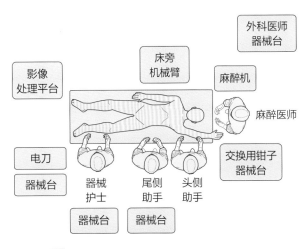

图2-2-1 胸部操作时的器械布局

（3）体位、端口的配置 （图 2-2-2）

　　体位为俯卧位，右上肢抬高。由于 4 号臂容易碰撞头后部，所以要调整放入胸部下面的枕头和颜面固定器，以免头后部太高。另外，4 号臂也容易击中右前臂，所以右上臂要稍微内旋。目前还没有因为肩关节的问题而不能进行手术的。由于手术床高度过低，助手操作可能会变得困难，因此床高设置为 75cm，向患者左侧（不进行胸部操作的一侧）倾斜 10°～12°。为了保证缆线无菌，在患者和助手之间盖上干净的灭菌单。

　　第 1 戳卡使用 0° 摄像头和腹腔镜用 12mm 戳卡。从腋中线第 5 肋间以直视小切口法放入第 1 戳卡。气胸开始后改为 30° 斜视镜，1 号臂从肩胛下线第 9 肋间、2 号臂从腋后线第 7 肋间分别插入达·芬奇用 8mm 戳卡。3 号臂换成 15mm 戳卡，4 号臂从腋中线第 3 肋间插入达·芬奇用 8mm 戳卡，辅助端口从腋前线第 6 肋间插入。在操作结束后清洗戳卡、插入引流管，缝合固定在皮肤上，防止脱落。

　　调整面部保护器，使头后部向下，上臂内旋，以免 4 号臂碰撞。①③④分别放置机械臂，S 是 2 号臂摄像头，A 是助手辅助孔。

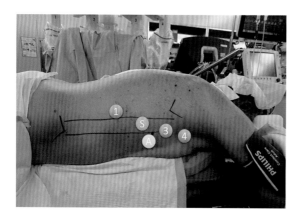

图 2-2-2 患者采取俯卧位

（4）装机步骤

　　a. 使用达·芬奇直视镜插入第 1 戳卡。

　　b. 换成斜视镜，将达·芬奇戳卡按 1 号到 4 号臂的顺序放入。

　　c. 放置辅助戳卡。

　　d. 导入床旁机械臂。

　　e. 奇静脉弓尾侧为手术目标点。

　　f. 将 FLEX 接头向尾部移动。

　　g. 操作台操作开始。

　　h. 移动手术钳确认食管裂孔附近的操作是否有障碍。

　　i. 4 号臂的尖端上弯钳子抓起卷好的纱布，以便推挡脏器。

2 手术步骤

（1）step 1：下纵隔游离及清扫

①切开下纵隔背侧胸膜和清扫主动脉周围淋巴结

　　下纵隔的操作按照背侧→腹侧→横膈膜面→奇静脉弓的顺序进行（图 2-2-3）。

　　4 号臂将食管向腹侧和医生方向牵引，进行面状展开，1 号臂再向腹侧及近医生侧施加反向牵引，用 3 号臂的马里兰手术钳将胸膜切开。笔者所在科室基本上保留了胸导管、奇静脉弓、右支气管动脉（图 2-2-4）（▶ 视频 1）。

　　食管固有动脉分成 2 种方式走行：一种是在前面垂直走行；另一种是位于后面的斜向走行。为了预防术后出血，须用血管凝固装置对其进行凝固后离断。为了节省更换器械的时间，用美利兰手术钳将其分别游离，而血管凝固装置则最后集中使用（图 2-2-5）（▶ 视频 2）。

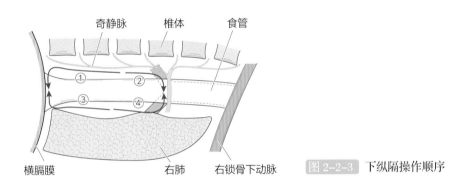

图 2-2-3　下纵隔操作顺序

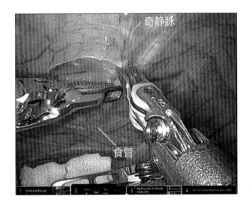

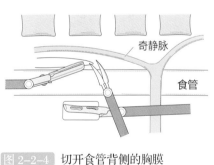

图 2-2-4　切开食管背侧的胸膜

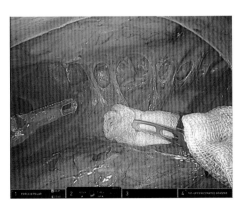

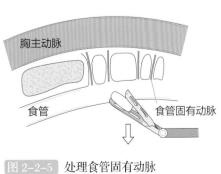

图 2-2-5　处理食管固有动脉

把食管左侧的左胸膜留存一部分，把需要清扫的淋巴组织向画面下方的食管侧进行游离，与食管一并切除（图 2-2-6）（▶ 视频 3）。

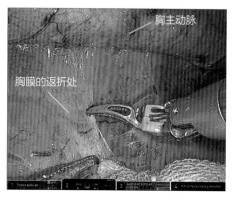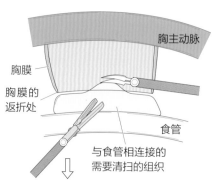

图 2-2-6 食管左侧的淋巴结清扫

②下纵隔腹侧的胸膜切开与心包周围的游离

接下来从心包外侧把食管腹侧游离开。首先切开胸膜（图 2-2-7），然后从心包游离食管（图 2-2-8）（▶ 视频 4），在心包周围进行游离时，心包侧需要保留一层薄薄的膜。但是，在清扫 No.111 和气管分叉处的淋巴结时，需要有意识地向深一层推进。

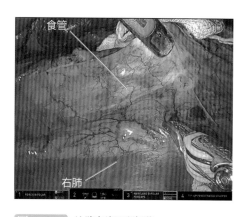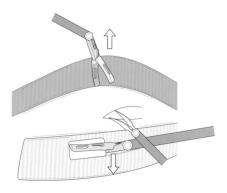

图 2-2-7 从腹侧切开胸膜

在食管腹侧，用 1 号臂向上提食管侧的胸膜，4 号臂向心脏及腹侧压，进行胸膜切开。首先向尾侧切开，从食管的背侧掀起，从心包周围游离食管。

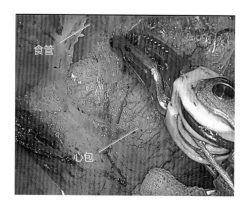

图 2-2-8 从心包周围开始切开

保留一层薄薄的膜在心包周围。但是清扫 No.111 淋巴结以及气管分叉部淋巴时，需要有意识地向深一层游离。

③横膈膜周围的淋巴结（No.111、No.112Pul 淋巴结）清扫

　　向尾侧推进腹侧胸膜切开线，可触及心包下腔，从这里将胸膜切口与背侧切口连接，清扫横膈膜上的淋巴结（图 2-2-9）（▶ 视频 5）。针对尾端 4 号臂难以到达的问题，采取以下对策：转动手腕关节，减少腹腔内与 3 号臂的相互干扰；按下离合器按钮，使臂整体靠近尾侧；请助手进行推挡。一般来说，在尾侧，助手操作与机器人主机的干扰比较少。

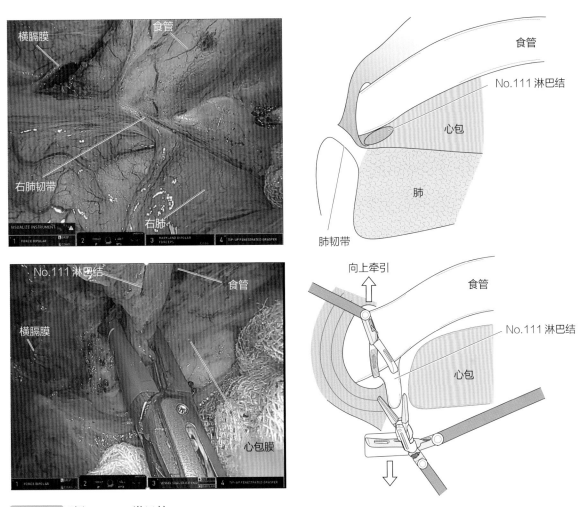

图 2-2-9 清扫 No.111 淋巴结

切开肺韧带与食管之间的胸膜，与背侧的切开线连接。首先切开 No.111 淋巴结与心包、横膈肌附着点，使其仅与食管相连并与食管一并切除。

（2）step 2：中纵隔的游离、清扫

① No.109R 淋巴结的清扫

在中纵隔，首先沿着右支气管的尾侧切开胸膜，与从背侧切开胸膜的切开线相连接（图 2-2-10）（▶视频 6）。游离气管分叉部腹侧淋巴结时留意下肺静脉。接着在右支气管和 No.109R 淋巴结之间进行剥离，用血管凝固装置离断右支气管动脉，再在右支气管和 No.109R 淋巴结之间进行游离（图 2-2-11、图 2-2-12）（▶视频 7）。

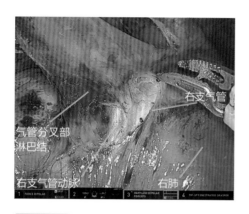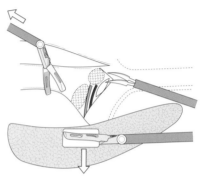

图 2-2-10 沿右支气管胸膜切开

将右支气管尾侧的胸膜切开，与背侧切开的胸膜切开线相连接。2 号臂将食管和气管分叉部淋巴结向背侧和尾侧牵拉，4 号臂将肺向腹侧牵拉，使切开部的胸膜保持恒定张力。

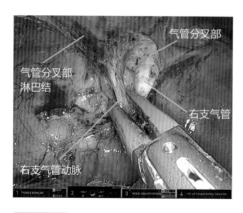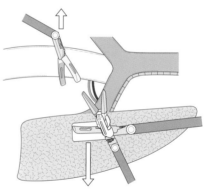

图 2-2-11 右支气管动脉切除

在支气管和 No.109R 淋巴结之间，切开心包和分叉部淋巴结。为了预防出血，右支气管动脉流入支气管的部分要用血管凝固装置离断。

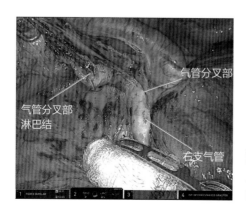

图 2-2-12 No.109R 淋巴结的清扫

从腹侧及背侧游离 No.109R 淋巴结，最后在附着的右侧支气管处用血管凝固装置进行离断。

②奇静脉弓的游离，食管及气管的游离

　　迷走神经分出的肺支被切断后，食管与气管分叉部之间的间隙就会被打开（图 2-2-13）（▶ 视频 8）。游离食管与气管分叉部，进入食管的腹侧，确认气管，以及左右主支气管的背侧。从此处向腹侧或者背侧游离气管分叉部的淋巴结，最后只保留气管支侧。

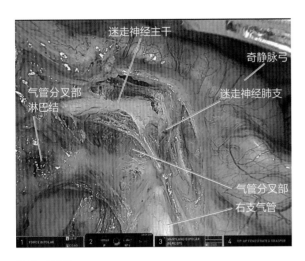
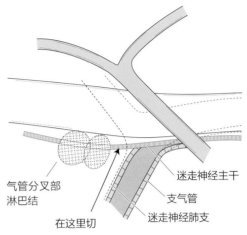

图 2-2-13 切断迷走神经

在迷走神经分出肺支后，离断该神经。这样食管与气管分叉部之间的间隙就容易被打开了。

③清扫 No.107、No.109L 淋巴结

　　最后，用血管凝固装置离断支气管侧的淋巴结组织，完成 No.107、No.109L 淋巴结清扫（图 2-2-14）。

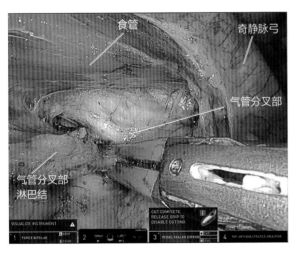
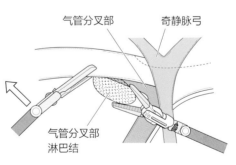

图 2-2-14 No.107、No.109L 淋巴结的清扫

在气管和食管之间进行充分剥离后，用血管凝固装置将气管分叉部淋巴结从气管、支气管上切除。

（3）step 3：上纵隔的剥离、清扫

①胸膜切开和食管剥离

从食管背侧胸膜切开，开始游离（图 2-2-15）。在食管背侧将食管向腹侧近术者侧推挡，同时在深处的胸导管上保留一层膜，周围的淋巴结一并进行清扫（图 2-2-16）（▣ 视频 9）。

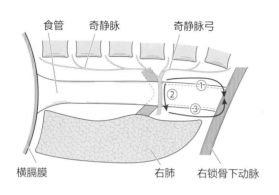

图 2-2-15 上纵隔的胸膜切开

食管背侧→奇静脉弓头侧→食管腹侧→右锁骨下动脉上方切开。

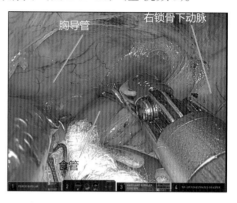

图 2-2-16 食管背侧游离

保留胸导管表面的一层膜，从食管背侧开始游离。

②右喉返神经周围的清扫

切开奇静脉侧、腹侧的胸膜。腹侧以迷走神经为指引进行切开，头侧从右锁骨下动脉上方进行切开，与背侧的切口相连。接着从腹侧向头侧切开胸膜，用 4 号臂将胸膜和 No.106recR 淋巴结组织向尾侧牵引，使头侧保持张力，从而推进切开过程（图 2-2-17）（▣ 视频 10）。头侧在右锁骨下动脉上切开胸膜，与背侧相连。接着用 4 号臂握住食管周围的组织，将其抬高，把气管之间的淋巴组织进行游离（图 2-2-18）（▣ 视频 11）。再次抓提 No.106recR 淋巴结，改变 No.106recR 淋巴结的牵引方向，就可以很容易地鉴别右锁骨下动脉附近的膜结构，从迷走神经和右锁骨下动脉的位置大致可以推断右喉返神经的位置。游离时确保在神经上附着一层薄膜，将其背侧的组织游离后，需要切除的组织就会自然而然地向术者侧及尾侧靠近（图 2-2-19）（▣ 视频 12）（▣ 视频 13）。充分向尾侧牵引后，切开 No.106recR 淋巴结的头侧缘（图 2-2-20）。通常这里有甲状腺动脉的分支汇入，所以需要用血管凝固装置切开。这样 No.106recR 淋巴结就仅与食管相连，并且与食管一并切除（图 2-2-21）（▣ 视频 14）。

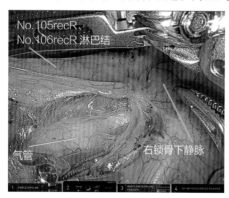

图 2-2-17 切开胸膜

当胸膜的切开仅剩下头侧部分时，用 4 号臂抓住胸膜和 No.106recR 淋巴结一起向尾侧展开。用 1 号臂将迷走神经等向腹侧牵引，继续游离。

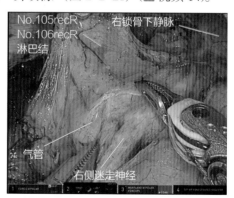

图 2-2-18 游离食道与气管

为了防止气管相关并发症，气管外膜部需要保留一层薄薄的膜。随着向头侧游离出食管与气管，No.106recR 淋巴结也可以一并清扫到头侧。

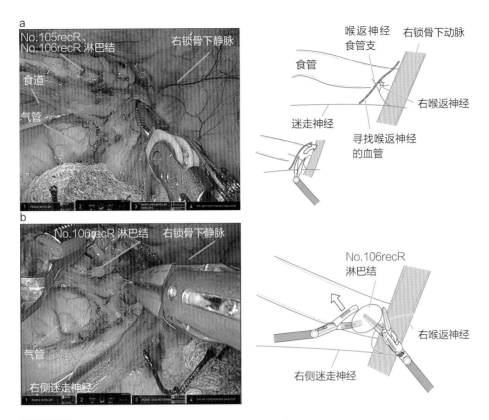

图 2-2-19　右喉返神经的识别与右喉返神经周围的清扫

a. 右喉返神经的识别。通过改变 106recR 淋巴结的牵引方向，可以很容易地掌握右锁骨下动脉附近的膜结构，根据迷走神经和右锁骨下动脉的位置可以大致推测出右喉返神经的走行。保留神经表面的一层薄膜，利用分离钳就能很轻易地把需要切除的组织牵引出来。

b. 右喉返神经周围的清扫。喉返神经一旦远离迷走神经，就会在锁骨下动脉的腹侧走行，使用血管凝固装置进行分离，并注意防止对其周围的组织造成热损伤，这样就可以从头侧将喉返神经周围的淋巴结向胸腔侧牵出。

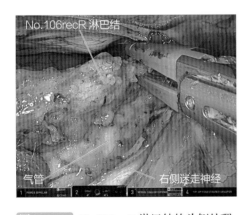
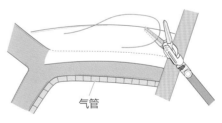

图 2-2-20　No.106recR 淋巴结的头侧处理

No.106recR 淋巴结头侧缘很多时候都有血管进入，因此要分离到没有淋巴组织的地方进行离断。有时可能存在甲状腺动脉的分支，因此建议用血管凝固装置进行离断。

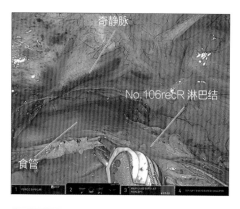
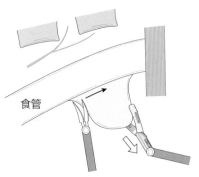

图 2-2-21 清扫 No.106recR 淋巴结

之后，悬吊食管，清扫 No.106recL 淋巴结。此时，No.106recR 淋巴结会垂下来挡住视野，因此一并切除。

③左喉返神经周围的清扫

右喉返神经周围清扫结束后，用 4 号臂握住食管残端的组织，向腹侧提起。游离时需在食管和气管之间保留气管膜部表面的一层膜，因为有交感神经纤维附着在该层膜上，这里需要进行锐性剥离。气管充分剥离后，在奇静脉弓和锁骨下动脉中央附近用棉带牵拉，此时要注意紧贴着食管，以免把左喉返神经卷入。在吊带的两端缝上尼龙线，从胸壁穿出体外，用于牵引（图 2-2-22）。然后用四号臂向前牵引气管，使附着在气管上的 No.106recL 淋巴结贴近食管一侧，进而离断（图 2-2-23）（▶视频 15）。在这里被显露的左喉返神经周围淋巴结的尾侧多半是神经的背侧，可以向上翻转着进行清扫（图 2-2-24）（▶ 视频 16）。头侧部分在腹侧也有很多组织，不容易翻转。这时可以将 No.106recL 的头侧分离开，头侧部分向下翻转后进行切除，这相对来说比较容易（图 2-2-25）（▶ 视频 17）。用组织剪切断喉返神经的食管分支，血管用双极电凝烧灼后切断。No.106recL 淋巴结到确认喉返神经的返回部为止，接着可以将 No.106tbL 淋巴结一并清扫。虽然保留了右支气管动脉和奇静脉弓，但是No.106tbL 淋巴结也可以通过从尾侧和头侧的夹攻进行清扫，这样就可以达到彻底清扫的目的了。由于双极电凝装置前端比较细，进行淋巴结清扫时可以进行精细操作。由于电流比较局限，所以在比较接近神经的部位可以进行操作，这也是机器人手术的一大优点。

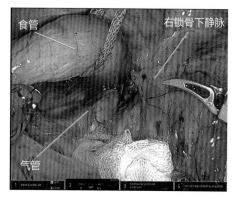
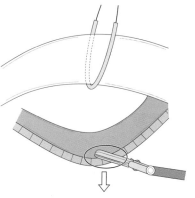

图 2-2-22 悬吊食管

用事先准备好的棉带将食管从背侧悬吊起来，因为用线牵拉可能会损伤食管，所以在与食管对应的部分用比较宽的棉带牵拉。

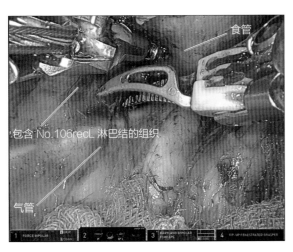 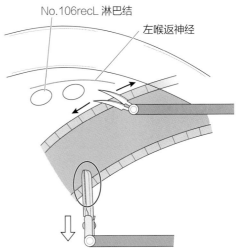

图 2-2-23　游离气管周围组织

在气管边缘切开淋巴结表面的一层膜，将喉返神经周围淋巴结向食管侧牵拉。

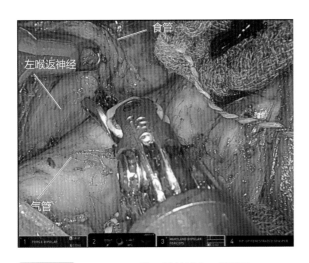 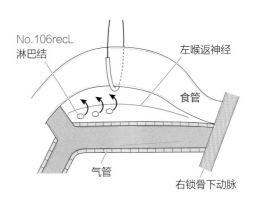

图 2-2-24　No.106recL 淋巴结的清扫（尾侧）

尾侧的淋巴结在喉返神经上向上翻转着进行清扫。

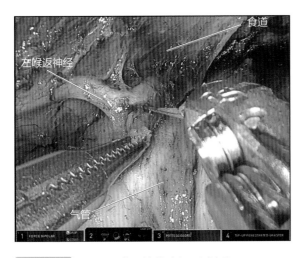 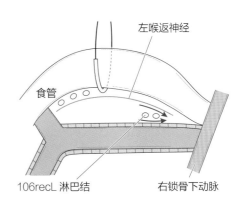

图 2-2-25　106recL 淋巴结的清扫（头侧）

在头侧，喉返神经腹侧的淋巴结变得明显，因此在头侧用"向下翻转法"清扫淋巴结，可以有良好的视野。神经周围应使用组织剪，但如果组织剪使用次数多，就会不够锋利，容易使组织撕裂，引起出血或损伤。

（4）Step 4：离断食管和留置引流管

①用直线切割闭合器离断食管

如果肿瘤位于 Mt、Lt，则在奇静脉弓头侧离断食管。用 4 号臂提拉棉带，用 1 号臂进行辅助，就可以使用从辅助戳卡插入的直线切割闭合器离断食管（图 2-2-26）。

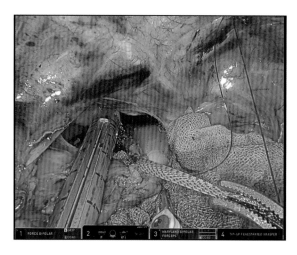

图 2-2-26 预离断食管

牵开棉带，从辅助孔放入直线切割闭合器，如果食管周围游离充分，就可以让直线切割闭合器垂直于食管进行离断。

②清除残留的食管左侧，撤离机器人主机

切除结束后，将残留的食管左侧一并清扫后，撤离机器人主机。

③清洗、放置引流管

胸腔内用温生理盐水进行冲洗，从 2 号戳卡放入 J-Vac 19Fr 引流管（柯惠公司），由于戳卡已经缝合，所以即便撤离机器人主机，之后也可用胸腔镜进行操作。

田中　達也

三、腹部操作

1 器械设定

（1）钳子和能量装置的选择

　　腹部操作所使用的钳子基本沿用胸部操作时使用过的（图2-3-1）。1号臂使用达·芬奇用8mm戳卡和双极电钳。2号臂使用8mm戳卡，作为摄像头戳卡。3号臂使用达·芬奇用15mm戳卡，放置马里兰双极电钳，血管处理采用血管凝固装置。4号臂使用8mm戳卡，尖端上弯双孔抓钳（TIP-UP Double Fenestrated Grasper）主要用于展开术野。

　　能量装置采用双极法，左手（1号臂）使用达·芬奇自带的能量装置，使用CUT0、COAG3。右手（3号臂）采用柯惠公司的Force Triad™，双极模式60。

　　气腹装置沿用了胸腔操作时使用的装置，将排气管连接到12mm的辅助端口进行排烟。气腹压设定为10mmHg。

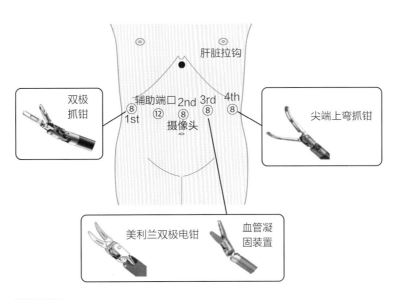

图2-3-1　使用钳子及戳卡配置

（2）布局

第一助手站在患者右侧，第二助手站在患者左侧。

床旁机械臂（patient cart）从患者右侧接入。

显示屏放置在患者左脚处，器械台放置在患者右脚处（图 2-3-2）。

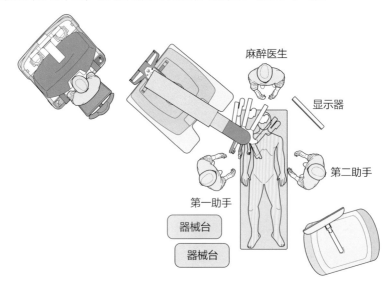

图 2-3-2 腹部操作时的机械布局

（3）体位、戳卡配置

胸部操作结束后患者采取仰卧位，先将患者移动到推车上，进行手术台的调整。然后将患者移到手术台上。伴有颈部清扫时，双手收拢，不需要颈部清扫时右手收拢，左手伸出去（图 2-3-3）。为了进行颈部吻合及颈部清扫，在患者背部放入肩部靠枕，使颈部轻度伸展。

第 1 戳卡采用直视法经脐放置，缝合固定线后，留置 8mm 戳卡后，观察腹腔内，依次留置戳卡。从 1 号臂开始依次放入戳卡。1 号臂用戳卡选在右肋骨弓尾侧两横指位置，从腹腔内观察，在不损伤腹腔脏器的最外侧位置留置达·芬奇用 8mm 戳卡。辅助端口在 1 号臂用端口和肚脐端口中间留置 12mm 的端口。辅助戳卡主要是用于纱布的取出、吸引和术野的展开。接着，为使 4 号臂与 1 号臂的戳卡对称，在另一侧放置达·芬奇用 8mm 戳卡。3 号臂和 4 号臂中间位置放置达·芬奇用 8mm 戳卡。对于有胃下垂或体形较小的患者，考虑到 3 号臂的可操作性，建议向尾部 1～2cm 处留置戳卡（图 2-3-4）。

（4）器械设定顺序

　　a. 切开肚脐，留置 8mm 戳卡。

　　b. 插入达·芬奇 30°斜视镜，留置其余各戳卡。

　　c. 用直针将肝圆韧带悬吊于腹壁上。

　　d. 从剑突部插入肝脏拉钩并固定，将肝脏向头侧牵起来。

　　e. 导入机械臂。

　　f. 以小网膜为中心进行目标定位。

　　g. 控制台操作开始。

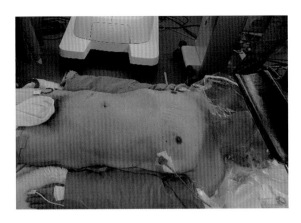

图2-3-3　患者体位

患者采取仰卧位，两手收拢。为了减少对达·芬奇机械臂的干扰，躯干部用垫子抬高，两前臂包裹之后放入两侧并低于躯干部。

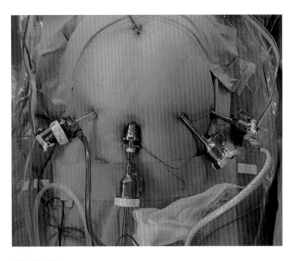

图2-3-4　戳卡配置

向尾侧画弧形一样留置戳卡，使戳卡与机械臂之间减少干扰。钳子留置之后，钳子与戳卡一并把腹壁向上抬起。

2　手术步骤

（1）Step 1：胃大弯侧的操作

①切开大网膜、胃网膜左动静脉和胃短动静脉（▶视频1）

在距胃角对侧的网膜动脉3cm左右外侧切开网膜（图2-3-5），进入网膜囊腔内。助手通过4号臂以及辅助戳卡处展开大网膜，紧贴着结肠切开大网膜，使脾曲的结肠全部向尾侧游离，如果胃后壁有粘连，尽量游离开，这样有利于视野展开（图2-3-6）。确定网膜左血管后用血管凝固装置进行夹闭离断（图2-3-7）。胃短血管也尽量直接用血管凝固装置进行处理（图2-3-8）。如果胃底穹隆部处理较为困难，则等食管自食管裂孔去除后再做胃底部处理即可。

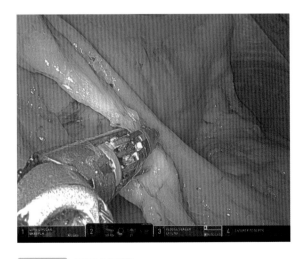

图2-3-5　切开大网膜

沿着网膜动脉3cm之外的大网膜切开，向左侧推进。面状展开之后，血管凝固装置才能进行较好的推进。

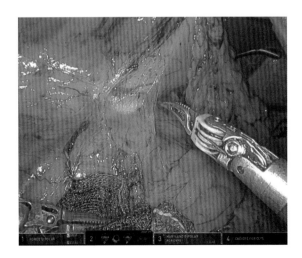

图2-3-6　游离胃背侧粘连

胃背侧的粘连游离开之后，更好理解解剖且视野展开也会更加容易。

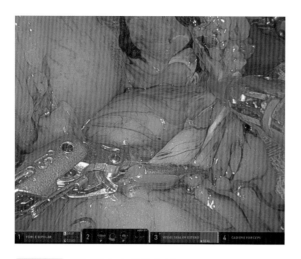

图2-3-7 胃网膜左血管的离断

用4号臂把胃网膜动静脉在内的网膜向腹侧抬，用1号臂向尾侧牵引，助手抓提胃后壁，向尾侧右腹侧方向牵拉，以确保操作空间。

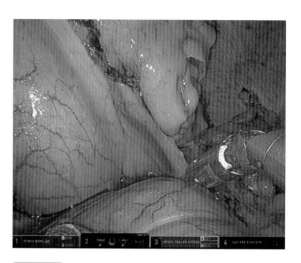

图2-3-8 处理胃短动脉

血管凝固装置夹闭离断胃短动脉，注意不要损伤脾脏被膜。

②网膜右侧的处理（▶视频2）

沿着最开始打开的切口向网膜右侧继续延长切开，到达网膜囊腔的右侧界，可见胃十二指肠动脉，之后把横结肠系膜向背侧尾侧游离，为了便于将胃壁向腹侧提起来，随后进行 Kocher 手法游离。

（2）Step2：胃小弯侧的游离

①切开小网膜、胃左动脉及腹腔动脉周围的淋巴结清扫（▶视频3）

确认胃角，沿着胃右血管与胃左血管之间的间隙打开小网膜（图2-3-9）。用血管凝固装置处理几根胃左血管的直动脉，逐渐打开视野，确认进入小网膜之后，一直沿着胃小弯切开到腹部食管周围。将右侧膈肌脚与 No.9 组淋巴结之间壁侧腹膜切开，拓展其间隙，使 No.9 组淋巴结清扫有一个参照点。在刚刚游离出来的间隙里放置一块纱布，用4号臂向腹侧牵拉胃左动静脉，以刚刚留置的纱布为目标指引，清扫胃左动脉周围淋巴结以及腹腔干周围的淋巴结进行清扫（图2-3-10）。

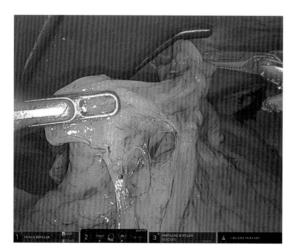

图2-3-9 切开小网膜

沿着胃右血管的最末分支与胃左血管最末分支间打开小网膜，进入小网膜囊腔后，继续向头侧游离小网膜。

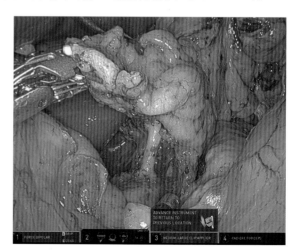

图2-3-10 胃左动脉周围的清扫

用4号臂抓提胃左动静脉末梢侧，清扫 No.7 以及 No.9 淋巴结清扫。

②向腹腔侧拔出食管

胃左静脉用血管凝固装置夹闭后离断，胃左动脉用血管夹夹闭之后用血管凝固装置离断。胃后动脉凝固离断后，进行食管周围的游离（图2-3-11）。把食管向腹腔侧拨，与胃短动脉切除线相会合，切开胃底穹隆部周围的组织。

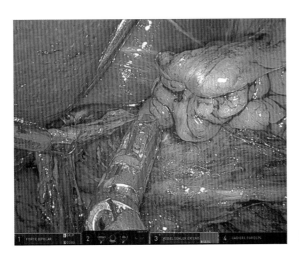

图 2-3-11 食管周围游离及清扫

③撤走机器人

食管裂孔用不可吸收的倒刺线进行缝合，关闭食管裂孔，腹部操作结束后，撤走机器人。

（3）step 3：管状胃的制作（▶视频3）

一般采用细径管状胃，沿着剑突处挡肝器的孔向尾侧延长皮肤正中切开线到6cm处。从切口处提出管状胃到腹腔外，用Medtronic公司的弧形切割闭合器离断胃角处，因为用这个型号的切割闭合器可以使胃角延展，延长上提的管状胃（图2-3-12）。接下来，用线性直线切割闭合器制作管状胃（图2-3-13）。切割闭合钉的断面再追加一层浆肌层缝合包埋。从幽门环向口侧2横指处，经胃壁放置8Fr空肠营养管（Kangaroo公司）。为了上提管状胃，在管状胃的口侧端用线缝合固定两针，作为牵引。

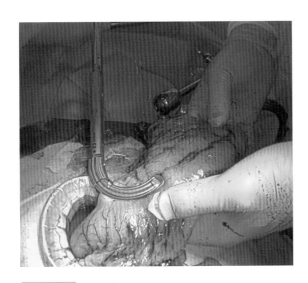

图 2-3-12 制作管状胃

最初的第一刀用弧形切割闭合器（Medtronic公司）进行离断，这样切断胃角的话管状胃就变得更长。

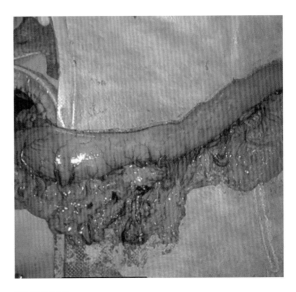

图 2-3-13 管状胃制作后

确认管状胃的长度以及血运状态。

（4）step 4：重建（包括颈部清扫）

做完管状胃之后，切开颈部，把胸腔操作离断的口侧食管提出来。一般采用胸骨后路径作为重建首选。从上腹部小切口处用手游离胸骨后间隙，从颈部的切口向胸骨后进行游离，上下夹击会合，把管状胃上提至颈部。

吻合优先采用 Collard 变法，在颈部吻合（图 2-3-14）。如果肿瘤靠近口侧，残留的食管较短的话，用自动吻合器进行食管与管状胃的端侧吻合。

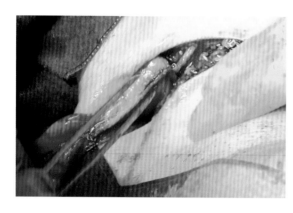

图 2-3-14 颈部吻合（Collard 变法）
吻合后的吻合钉与钉的交汇点采用全层缝合进行加固。

（5）Step 5：关闭切口以及放置引流管

颈部及腹部冲洗之后，留置引流管。颈部放置一根 15Fr J-Vac 引流管，如果清扫了颈部淋巴结，则建议左右各放一根引流管。腹腔内放置一根 19Fr J-Vac 引流管，于管状胃的背侧左侧横膈膜下。关闭切口时，将经胃的肠造瘘管于皮肤处固定好，手术结束后透视下调整造瘘管尖端的长度位置。

大久保　友贵

四、 **Case Report** 机器人手术治疗左喉返神经周围淋巴结转移病例 （▶视频1）

　　机器人手术的优点是具有多关节功能和防抖功能，可以进行比胸腔镜更细致的手术。特别是对局部进展期的病例更能体现出其优势。对于喉返神经周围有巨大淋巴结浸润的病例，或者是肿瘤太大与气管或大血管相互粘连，需精细操作的病例来说，无疑使用机器人手术更加适合。接下来的病例表现为左喉返神经周围淋巴结（No.106recL）比较大，与气管之间存在着很多的毛细血管，采用双极电凝边止血边把淋巴结从气管周围游离出来，在喉返神经周围用双极电凝钳进行锐性剥离，可以很好地保护喉返神经。机器人的多关节功能以及防抖功能对此种病例非常有利，可以在稳定的术野下，进行稳定的手术。对于局部进展的病例，机器人更具优越性。

病例 59 岁，男性。

　　食管用棉带穿过，从切口外牵拉棉带向腹侧抬高食管，用握有小纱布的 4 号臂尖端上弯（TIP-UP）钳将气管充分展开。左喉返神经与气管连接的地方有比较大的 No.106recL 淋巴结浸润（图 2-4-1）。

　　与气管之间存在许多毛细血管，用 3 号臂马里兰钳采用双极电凝法（double bipolar method）边止血边从气管周围清扫淋巴结（图 2-4-2）。

　　在喉返神经周围，助手辅助展开气管视野。用 4 号臂尖端上弯（TIP-UP）钳抓提淋巴结周围组织，进行操作，用 Potts 钳进行锐性分离，其精细的操作也是机器人手术特有的优势（图 2-4-3）。

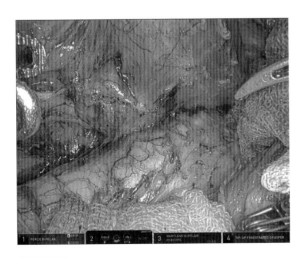

图2-4-1　左喉返神经周围淋巴结

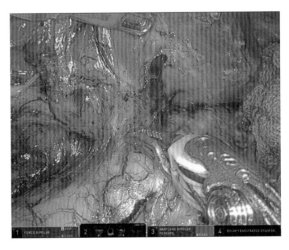

图2-4-2　在气管与淋巴结之间进行游离

本病例，利用了机器人非常精细且防抖的功能，进行了准确的手术游离，整个手术既没有减低手术的精度又没有损伤左喉返神经（图2-4-4）。

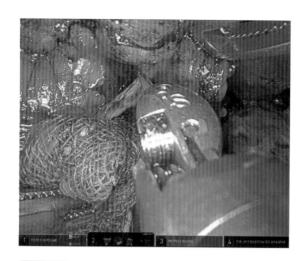

图 2-4-3 左喉返神经周围游离 1

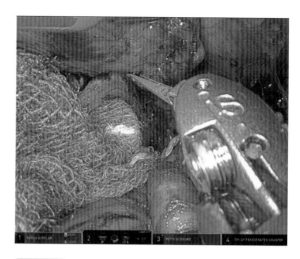

图 2-4-4 左喉返神经周围游离 2

第三章　胃

一、器械设定

我们科室在开展机器人手术之初，就采用了达·芬奇 Xi 系统。只要各个戳卡分布及机械臂间隙适当，术中就可以减少很多不必要的干扰，这能直接缩短手术时间。

1　体位与周边器械设定

床旁机械臂系统从患者的头侧左侧推进。患者体位采取左上肢固定于体侧、右上肢伸展开、仰卧位。助手位于患者左右各一位（图 3-1-1）。

为了防止安装在 3 号臂和 4 号臂上的器械接触到患者，以及由此产生的操作干扰，不使用耐压分散聚氨酯泡沫包裹患者左上肢（图 3-1-2）。另外，为了避免与仪器接触造成干扰，不使用臂罩（图 3-1-3）。为了确保胰腺（pancreas）上缘的术野清扫，增大胃左动脉（left gastric artery，LGA）根部的角度（angle），将背枕插入患者背侧（耐压分散聚氨酯泡沫下），使其与胰部位置一致（图 3-1-4）。

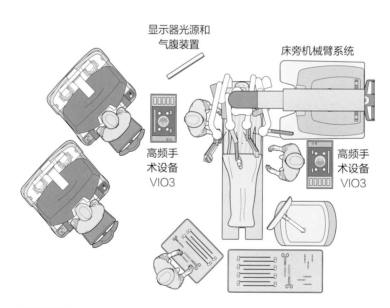

图 3-1-1 患者体位和周边设备的配置

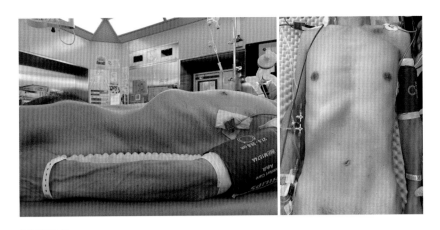

图 3-1-2　患者左上肢位置

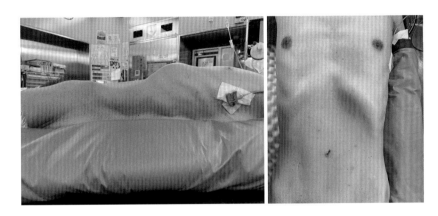

图 3-1-3　患者左上肢固定于体侧

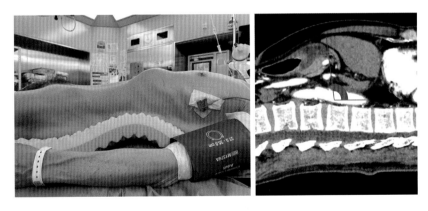

图 3-1-4　背侧插入枕头

2 戳卡放置 (图3-1-5)

考虑到标本摘除，脐部首先切开约4cm的皮肤切口，并安装单孔操作器械EZ access LAP PROTECTOR，插入8mm戳卡。留置使各戳卡之间的间隙为6~10cm（推荐：8cm）的距离。

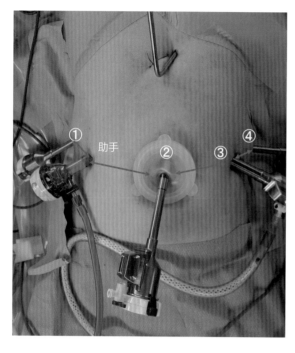

图3-1-5 戳卡放置

①1号臂（8mm戳卡）：位于右肋弓2横指尾侧，以不干扰到髂前上棘为准，放置该戳卡。

②辅助端口（12mm戳卡）：位于肚脐和1号臂戳卡之间，距离彼此约8cm的位置。

③4号臂（8mm戳卡）：位于左肋弓2横指尾侧，以不干扰到髂前上棘为准，放置戳卡。

④3号臂（12mm戳卡）：肚脐和4号臂戳卡之间距离彼此8cm的位置。

3 抬高肝外侧区

抬起胃体上部小弯，为了确保食管裂孔周围的视野，向腹侧抬高肝外侧区。在剑突下切开约5mm的皮肤切口，插入Nathason肝脏拉钩，然后用自动拉钩进行固定。

4 安装步骤

床旁机械臂系统（patient cart）放在预定区域，安装2号臂，以胃小弯及横膈脚右侧为目标。首先安装1号臂（图3-1-6）。

如果首先在患者左侧的3号臂和4号臂上安装了操作臂，则在2号臂上安装摄像头观察1号臂时，就不会干扰到3号臂和4号臂。

然后按3号臂→4号臂的顺序安装戳卡，按4号臂→3号臂的顺序插入操作臂。

按照这样的顺序进行，可以确保2号臂和3号臂之间，3号臂和4号臂之间的位置合理，可以清楚地看到遥控远程中心的位置和操作臂插入腹腔内的实时动态方向。

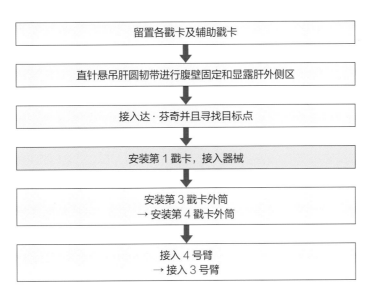

图 3-1-6　安装步骤

二、机器人辅助下胃恶性肿瘤手术

1 手术适应证

2018年4月胃外科领域的3种术式：机器人辅助下胃全切除术、机器人辅助下贲门侧胃切除术、机器人辅助下幽门侧胃切除术被纳入保险报销范围，我们科室当时也对患者进行充分的告知，得到患者知情同意，对于术前判断可以切除的肿瘤患者，包括高度进展期癌在内的，均纳入适应证（如其他脏器浸润，胃癌术前化疗，降期病例，残胃癌，食管胃结合部癌）。

2 钳子和能量装置的选择

我们在1号臂上采用Long bipolar抓钳，3号臂上采用马里兰双极电凝钳和血管凝固装置（Vessel sealer extend）并用，4号臂上采用抓钳（图3-2-1）。4号臂负责面状展开，3号臂进行精密的"游离""切开""离断"，1号臂有意识地运用适当张力。

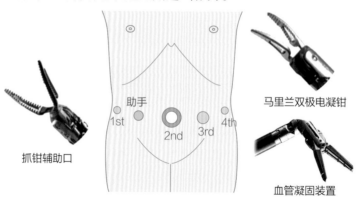

抓钳辅助口　助手　1st　2nd　3rd　4th　马里兰双极电凝钳　血管凝固装置

图3-2-1 能量装置的选择

（1）3号臂采用马里兰双极电凝钳与血管凝固装置并用的优势

a. 幽门侧胃切除、贲门侧胃切除，以及胃全切除之外的高度进展期胃癌、残胃癌、术前化疗后的胃肿瘤、食管胃结合部癌等高难度病例，均可在同一理念下进行手术。

b. 利用达·芬奇手术的特有关节活性，抓持、游离、切开及止血操作均是可能的。

c. 用Vessel sealer extend（血管凝固装置）可以减少不必要的出血，使手术顺利进行。而马里兰双极电凝止血的凝固操作还是有疏漏的时候，因此采用Vessel sealer extend（血管凝固装置）可以减少术后出血。

（2）1号臂采用长双极抓钳的优势

钳子尖端形态很尖，可以很顺利地抓住一层膜进行精密的抓持、展开、止血操作，且自带柔凝（soft coagulation）功能。

三、机器人辅助下幽门侧胃切除术

手术步骤

（1）Step1：No.4sb 淋巴结清扫

①离断大网膜（▶ 视频 1）

　　向尾侧张开大网膜，确认胃网膜动静脉的走行方向。与助手相互协调展开胃网膜动静脉，把整个大网膜面状展开。1 号臂安装时，避开与助手钳子的相互干扰，抓持助手钳子背侧的组织（图 3-3-1），切开胃网膜血管弓外侧约 4cm 处的网膜区域，进入网膜囊腔内，用血管凝固装置（Vessel sealer extend）向脾脏下极方向切开大网膜（图 3-3-2）。

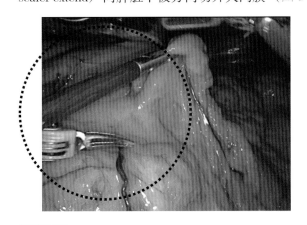

图 3-3-1　1 号臂安装时，避开与助手钳子的相互干扰，从助手钳子背侧越过

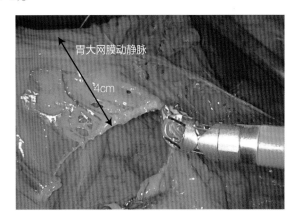

图 3-3-2　离断大网膜

形成一个很宽广的面，离断大网膜。

②游离胃后壁生理性粘连

　　首先确认胃后壁与胰腺前面有无生理性粘连（图 3-3-3）。如果有，则尽量游离到胃窦部（图 3-3-4）。

　　游离开胃后壁的粘连之后，胃的可活动性会改善很多，这对于清扫 No.4sb 淋巴结的层面展开非常有效。

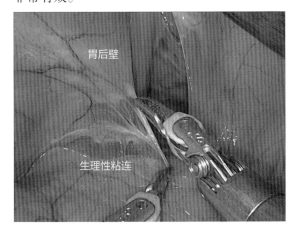

图 3-3-3　切开胃后壁与胰腺前面的生理性粘连

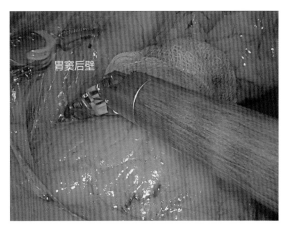

图 3-3-4　切开胃后壁的生理性粘连

一直延续到胃窦部。

③ No.4sb 淋巴结清扫 （▶ 视频 2）

　　首先判断大网膜血管支的走行关系，是由胃网膜左动静脉（LGEA/V）的中枢侧还是末梢侧分出，以及辨别与脾下极之间的位置关系（图 3-3-5）。

　　早期癌，大网膜绝大多数都是予以保留的，因此为了保留大网膜的血流，一般来说在 LGEA/V 根部附近分出的网膜支，则建议对根部进行保留。网膜支如果从胃网膜左动脉末梢分出来的话，则在清扫 No.4sb 时离断网膜支根部即可。

　　参考脾下极与胰腺尾部观察 LGEA/V 的起始部，LGEA/V 末梢及血管蒂需要直立起来进行术野展开（图 3-3-6）。

　　处理完 LGEA/V 外侧、内侧及头侧的脂肪组织，用钳子沿着疏松的层次进行游离（图 3-3-7），中枢侧用血管夹夹闭，末梢侧用血管凝固装置（Vessel sealer extend）直接进行凝固离断（图 3-3-8）。

　　确认无血管区域之后，从胃左动静脉处理部向大弯侧进行离断大网膜（图 3-3-9），展开大弯切除线时，务必与血管凝固装置（Vessel sealer extend）的方向相平行，设定好肿瘤该切除的边界位置，离断大弯侧的直动脉（图 3-3-10）。

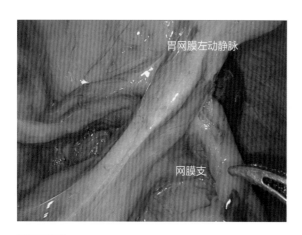

图 3-3-5　No.4sb 淋巴结清扫前的展开
用 4 号臂将脾下极的大网膜及脂肪组织向腹部外侧牵引。

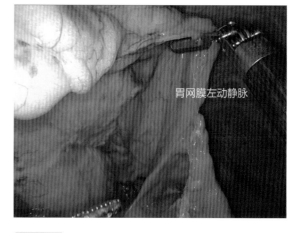

图 3-3-6　清扫 No.4sb 淋巴结
确认 LGEA/V 与网膜支的走行。

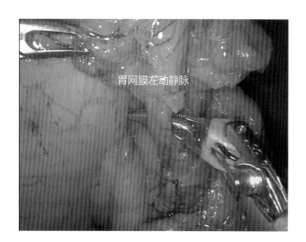

图 3-3-7　清扫 No.4sb 淋巴结
显露出 LGEA/V，切开血管蒂的浆膜，切开血管前面的脂肪组织，显露出血管壁。

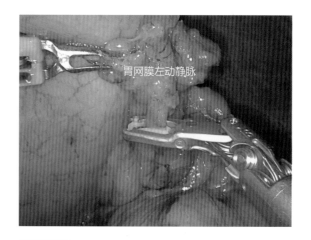

图 3-3-8　清扫 No.4sb 淋巴结
LGEA/V 中枢侧用血管夹夹闭之后，用血管凝固装置（Vessel sealer extend）离断血管。

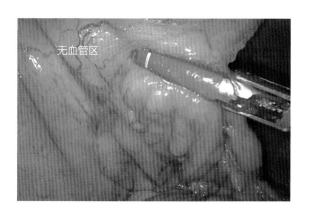

图 3-3-9 清扫 No.4sb 淋巴结

向无血管区域切开大网膜。

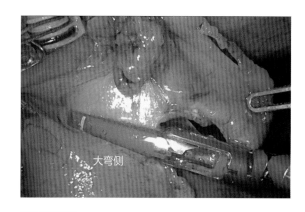

图 3-3-10 清扫 No.4d 淋巴结

离断大弯侧的直动脉，切除大网膜。

(2) Step 2：清扫 No.6 淋巴结（▶视频 3）

①游离横结肠及确认 GDA

向右侧游离大网膜，仔细辨别出横结肠系膜前叶与网膜右侧之间的疏松层，钝性分离膜与膜之间的间隙（图 3-3-11）。

沿着正确的层面，有条不紊地进行钝性游离，一直向尾侧游离横结肠系膜直到副右结肠静脉显露出来，游离横结肠系膜与胰腺前筋膜的融合处，离断大网膜直到显露出十二指肠壁（图 3-3-12）。

牵拉胃窦后壁或者网膜右静脉（RGEV）在内的血管蒂向腹壁左侧方向牵引，切开十二指肠后壁与胰腺前面的融合筋膜，确认胃十二指肠动脉（GDA）走行（图 3-3-13），沿着十二指肠后壁向十二指肠前面的融合筋膜进行切开（图 3-3-14）。

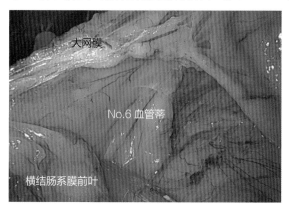

图 3-3-11 向尾侧游离横结肠

仔细观察横结肠系膜与大网膜之间的间隙，进行钝性游离。

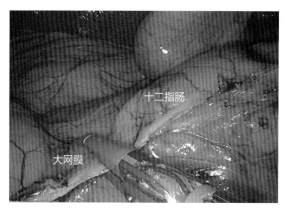

图 3-3-12 离断大网膜

离断大网膜直到显露出十二指肠。

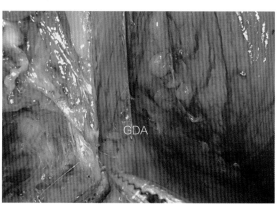

图 3-3-13 确认 GDA

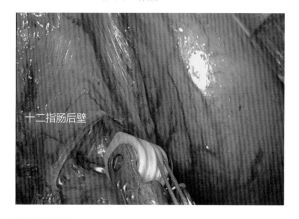

图 3-3-14 从十二指肠后壁向十二指肠上壁进行游离

②清扫 No.6 组淋巴结

在 RGEV 右侧确定以胰头部前面的胰被膜为底的层面，确认清扫组织的边界并完整保留神经外侧层。确认胰十二指肠上前静脉（ASPDV）起始部及其走行，将 ASPDV 定为 No.6 淋巴结清扫的下界，沿着该界线，把脂肪组织向十二指肠壁方向进行游离，清扫该区的淋巴结（图 3-3-15）。中途将流入胰十二指肠上前静脉的幽门下静脉进行离断。RGEV 左侧，则沿着保留的胰被膜层次向上清扫（图 3-3-16）。

重要的是要意识到不是为了显露脉管而游离，应该是为了更彻底地清扫其周围的淋巴结组织。

注意勿损伤 RGEV 背侧胰支，将 RGEV 环周游离之后，直接用血管凝固装置（Vessel sealer extend）进行离断（图 3-3-17）。保留胰头部的胰被膜，从 GDA 向网膜右动脉（RGEA）的方向清扫脂肪组织，确认周围的神经组织（图 3-3-18）。

进一步显露出胃十二指肠动脉（GDA）、胰十二指肠上前动脉（ASPDA）、网膜右动脉（RGEA）的交叉处，在分叉部离断 RGEA（图 3-3-19）。离断 RGEA 时，中枢侧用血管夹夹闭，末梢侧直接用血管凝固装置（Vessel sealer extend）进行离断。接下来确认幽门下动脉（IPA）并进行离断（图 3-3-20）。

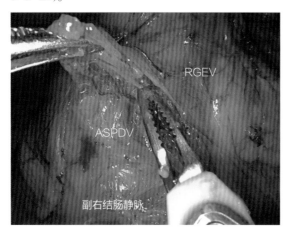

图 3-3-15 清扫 No.6 组淋巴结
清扫 RGEV 外侧。

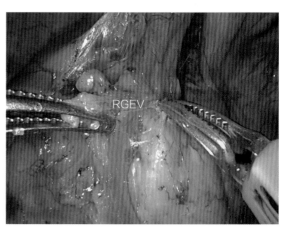

图 3-3-16 清扫 No.6 组淋巴结
清扫 RGEV 内侧。

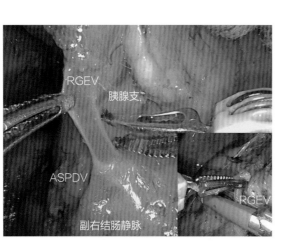

图 3-3-17 清扫 No.6 组淋巴结
离断 RGEV 时，注意别损伤胰腺分支。

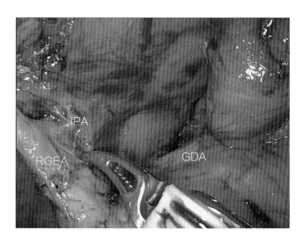

图 3-3-18 清扫 No.6 组淋巴结
确认 RGEA 的神经外侧层（Outermost layer）。

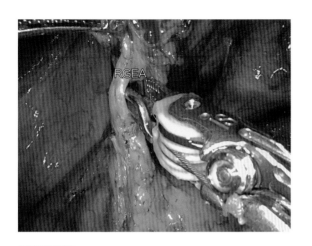

图 3-3-19 清扫 No.6 组淋巴结

全周游离 RGEA。

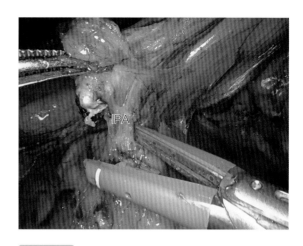

图 3-3-20 清扫 No.6 组淋巴结

确认 IPA 后离断该血管。

(3) Step3：离断十二指肠（▶ 视频 4）

①清扫幽门部及十二指肠球部

清扫大弯侧时，抓提十二指肠侧的清扫组织，形成面状。切开十二指肠直动脉周边的无血管区域的膜，注意不要损伤到切开的十二指肠浆膜（图 3-3-21），为了防止出血，一般建议用血管凝固装置（Vessel sealer extend）进行离断（图 3-3-22）。

用马里兰双极电凝处理直血管时，如果血管太粗，则用 1 号臂进行预凝止血。

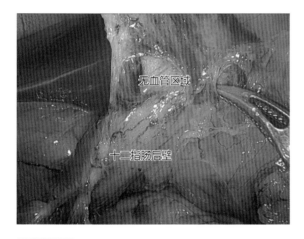

图 3-3-21 十二指肠后壁的处理

切开无血管术野的膜。

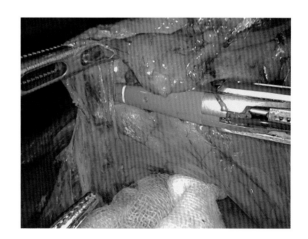

图 3-3-22 十二指肠后壁的处理

离断直动脉。

十二指肠上壁的处理，是沿着十二指肠动静脉走行的十二指肠球部上方的无血管区，切开该区的膜，游离出窗口，离断十二指肠大弯侧的直动脉（图 3-3-23）。

用 4 号臂夹住胃窦前壁，使其向大弯侧旋转，这样十二指肠上壁就容易产生合适的张力了（图 3-3-24）。

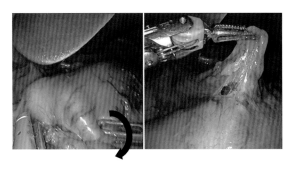

图 3-3-23 十二指肠上壁的处理

用机械臂牵拉胃窦且向医生一侧旋转。

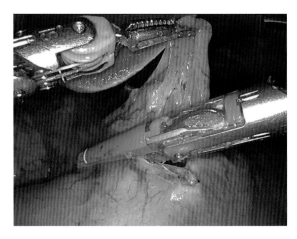

图 3-3-24 十二指肠上壁的直动脉处理

②离断十二指肠

用达·芬奇专用的直线切割闭合器（SureForm 60mm）蓝色钉仓进行离断，胃后壁稍稍向小弯侧抓提，向腹侧方向回旋一点，使得十二指肠直立展开。如果重建采取 Billroth I 法进行吻合的话，则从腹背侧方向由后壁向前壁进行离断切除（图 3-3-25）。

在十二指肠上壁侧血管稀疏区，将 SureForm 从后壁确切地通过十二指肠后壁，确保足够安全之后进行离断（图 3-3-26）。

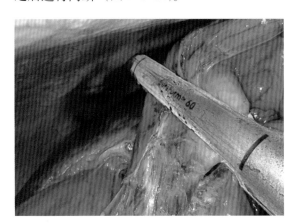

图 3-3-25 离断十二指肠

从后壁向前壁进行离断。

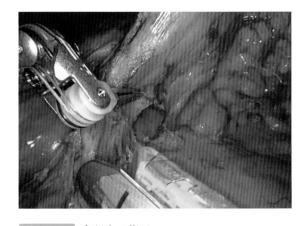

图 3-3-26 离断十二指肠

一定要确认切割闭合钉的插入部分。

（4）Step 4：胰腺上缘的淋巴结清扫

① No.8a、No.5、No.12a 淋巴结清扫（▶视频 5）

抓持胃后壁向头侧腹壁侧旋转，可以很好地看到胰胃皱襞。再用一块小纱布下压胰腺下缘向尾侧牵拉，使胰腺前面的被膜伸展开，使胰腺向背侧拖转（图 3-3-27）。抓持胃左动脉血管蒂周围的组织或者抓持预定切开部分的胃左动脉右侧的胰胃皱襞，使得腹侧被膜产生足够的张力。之后从右侧抓持被膜，与胰腺上缘的切开线形成梯形牵拉面，胰胃皱襞上缘的胰胃间隙就暴露得非常好，沿着被膜一步一步切开暴露区（图 3-3-28）。

胰腺上缘的胰胃皱襞切开，最初的操作不要太过靠近胰腺一侧，稍微离开胰腺实质为宜。

沿着胰腺上缘继续推进切开胰胃皱襞，可见沿着肝总动脉（CHA）前面的自主神经走向，紧贴着神经外侧层（Outermost layer）扩大游离，进行淋巴结清扫（图 3-3-29）。

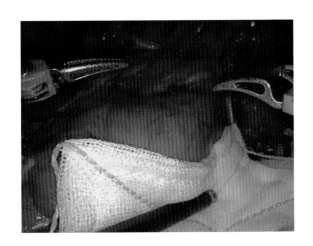

图 3-3-27　拖转胰腺

向胰腺下缘拖转胰腺，显露出胰腺上缘。

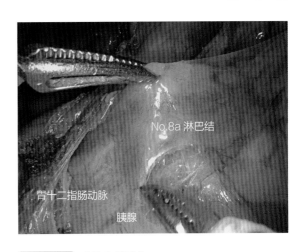

图 3-3-28　胰腺上缘清扫

切开胰胃皱襞。

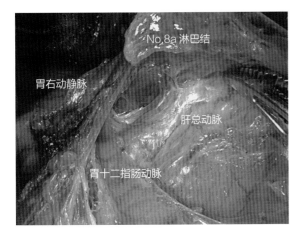

图 3-3-29　清扫 No.8a 淋巴结

沿着神经外侧层（Outermost layer）进行游离。

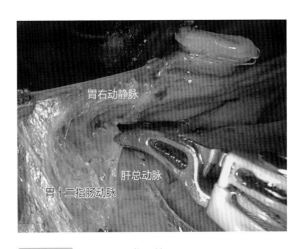

图 3-3-30　清扫 No.5 淋巴结

在胃右动静脉的背侧首先游离出一个间隙，作为后续游离的标记点。

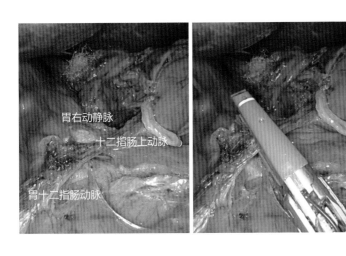

图 3-3-31　十二指肠上动脉的离断

用血管凝固装置（Vessel sealer extend）离断血管。

　　紧贴着神经外侧层（Outermost layer）从肝总动脉到胃右动脉的背侧，使肝固有动脉（PHA）左缘全部连成一块，胃右动脉背侧面的间隙全部拓展出来（图 3-3-30）。

　　十二指肠上动脉用血管凝固装置（Vessel sealer extend）彻底地止血离断（图 3-3-31）。沿着 CHA 前面的神经外侧层（Outermost layer）向肝固有动脉前面的被膜一并游离，直到显露出肝左右

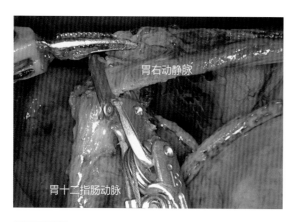

图 3-3-32 离断胃右动静脉

一并夹闭后进行离断。

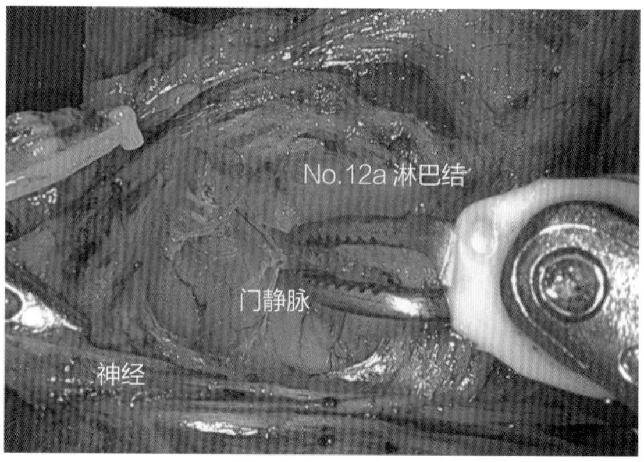

图 3-3-33 清扫 No.12a 淋巴结

显露出门静脉左侧前方。

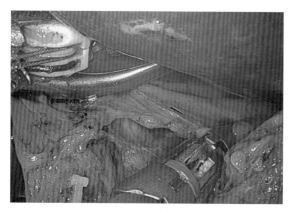

图 3-3-34 清扫 No.12a 淋巴结

设定头侧清扫界限，切断小网膜。

动脉的分支附近，连同胃右动静脉一并切除（图 3-3-32）。

抓住肝固有动脉（PHA）左侧并列走行的自主神经，向肝固有动脉左侧的神经外侧层（Outermost layer）拓展该层外侧的清扫组织，用 4 号臂牵拉 No.8a、No.12a 淋巴结的脂肪组织，向左侧展开、游离。

进入神经外侧层的背侧，到门静脉左侧（图 3-3-33），从门静脉左侧向 No.12a 淋巴结方向进行游离，设定好 No.12a 淋巴结头侧清扫界限后，切开小弯侧，与之相连（图 3-3-34）。

②切开小网膜，游离胃体上部背侧

沿着 No.12a 淋巴结头侧清扫预切线，向食管胃结合部切开小网膜。切开小网膜向右侧横膈肌脚处移行部的膜，游离胃体上部小弯侧，之后为清扫 No.9 组淋巴结做一个标记。

③清扫 No.7 淋巴结（▶ 视频 6）

从右侧向左侧切开胰腺上缘的胰胃皱襞。

沿着胃左动脉（LGA）左侧的神经外侧层（Outermost layer）进行游离，在背侧确认好脾动脉头侧走行的神经。

纵向切开胃左动静脉右侧的游离层，游离出脉管外侧的可游离层面（图 3-3-35）。

同样在胃左动静脉的左侧也找到脉管外侧的可游离层面（图 3-3-36）。

在可游离层推进到胃左动脉左侧，向背侧继续游离，与之前头侧游离好的右侧横膈肌脚前间隙相连接。

环周游离胃左静脉，无须血管夹夹闭，直接用血管凝固装置（Vessel sealer extend）切断该血管（图 3-3-37），从胃左动脉（LGA）前方离断神经鞘，环周显露出 LGA 外膜，用血管夹夹闭 LGA 后，离断，完成 No.7 淋巴结清扫（图 3-3-38）。

使胃左静脉壁环周游离显露出来，用马里兰钳子的单侧钳柄插入胃左动脉的外膜，离断胃左动

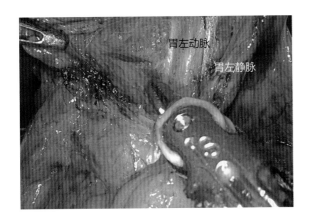

图 3-3-35　清扫 No.7 淋巴结

显露出胃左动静脉右侧的游离层面。

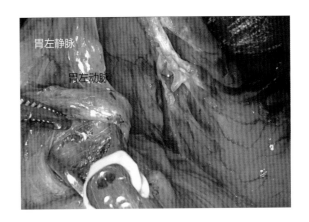

图 3-3-36　清扫 No.7 淋巴结

确定胃左动静脉左侧的游离层面。

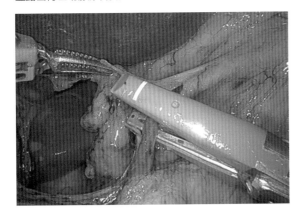

图 3-3-37　清扫 No.7 淋巴结

胃左静脉用血管凝固装置（Vessel sealer extend）进行离断。

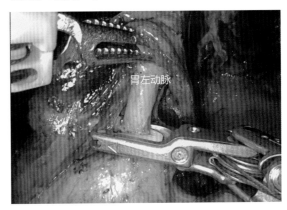

图 3-3-38　清扫 No.7 淋巴结

环周游离胃左动脉的外膜之后，离断胃左动脉。

脉周围的神经组织，最后离断动脉背侧的周围神经组织。

④清扫 No.12a、No.9、No.11p 淋巴结（▶ 视频 7）

　　确认好胃左动静脉左右侧，以及事先做好的横膈肌右侧脚表面的 No.9 淋巴结间隙，清扫离断之后的胃左动脉头侧背侧的脂肪组织，由 LGA 右侧的游离层面开始向门静脉前面的游离层面进行 No.8a ～ No.12a 淋巴结的清扫。

　　确认脾动脉（SA）头侧的神经，清扫脾动脉前面距离脾动脉分支 5～6cm 的范围，作为 No.11p 淋巴结清扫（图 3-3-39），No.11p 的背侧缘就是脾静脉，如果术前脾动脉走行以及脾静脉走行有变化，术中看不到脾静脉的病例，也可以把脾动脉背侧作为清扫界限（图 3-3-40）。

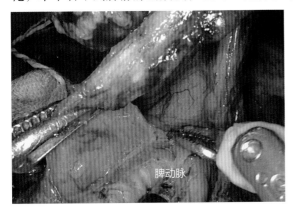

图 3-3-39　清扫 No.11p 淋巴结

确定脾动脉的神经外侧层（Outermost layer）。

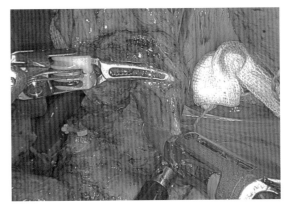

图 3-3-40　清扫 No.11p 淋巴结

(5) step 5：清扫小弯侧淋巴结及离断胃

清扫小弯侧淋巴结 （▶ 视频 8）

随着胰腺上缘淋巴结清扫结束，从小弯侧后壁向小弯侧进行清扫。设定胃离断界限之后，切开无血管区域的被膜（图 3-3-41），紧贴着浆膜层进行游离，之后用血管凝固装置（Vessel sealer extend）进行离断（图 3-3-42）。

小弯侧前面区域的清扫，是先把胃放平，从肛门侧一步一步进行清扫（图 3-3-43）。确切地标示好切除线，沿着该线用 SureForm 60mm 蓝色钉仓进行离断（图 3-3-44）。标本用塑料袋保护好，从肚脐的单孔切口保护套里取出标本。

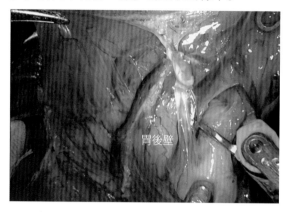

图 3-3-41 小弯侧后壁清扫

切开无血管区域的膜。

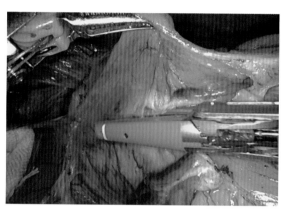

图 3-3-42 小弯侧后壁清扫

用血管凝固装置（Vessel sealer extend）沿着正确层面离断小弯侧淋巴组织。

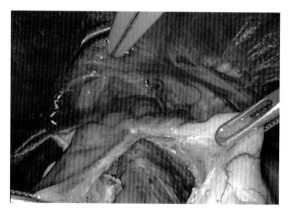

图 3-3-43 小弯侧前壁清扫

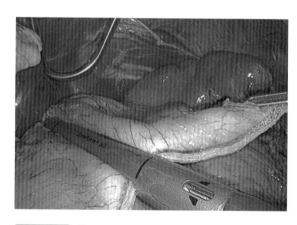

图 3-3-44 离断胃

(6) step 6：重建

① Billroth I 重建（Delta 吻合）（▶ 视频 9）

确认十二指肠断端与残胃后壁大弯侧吻合预定位置间没有张力，进行三角吻合（Delta check）。在十二指肠断端后壁制作一个与吻合钉平行的小孔，同样，在残胃的大弯侧断端也切开一个小口，用 SureForm 60mm 蓝色钉仓进行残胃十二指肠吻合（图 3-3-45）。

直线切割闭合器用于吻合时，不是把闭合器推进吻合口，而是把十二指肠及残胃的小孔套入直线切割闭合钉上。

共同开口的头侧、尾侧及中间部分用 3 根支持线缝合固定，4 号臂提拉最头侧固定线，1 号臂

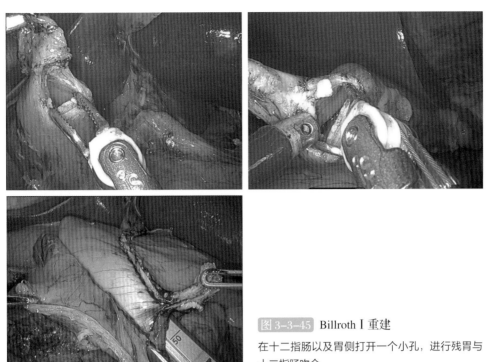

图 3-3-45　Billroth I 重建

在十二指肠以及胃侧打开一个小孔，进行残胃与
十二指肠吻合。

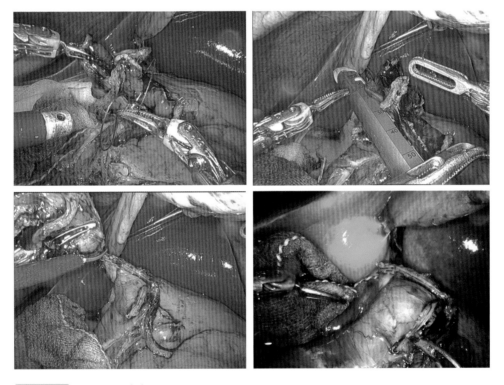

图 3-3-46　Billroth I 重建

关闭共同开口以及血流评价。

提拉最中间的支持线，最尾侧的支持线让助手抓提，均向腹侧牵拉。

沿吻合口的 V 形口张开方向牵拉，与肠管轴垂直方向插入 SureForm 60mm 绿钉，关闭共同开口。

十二指肠的两端猫耳朵部分需要观察有无血运不良，因为血运太差可能导致吻合口漏。ICG 用 0.01 × 体重（mL）计算，ICG 25mg/5mL 盐水，按照体重进行注射，用 Firefly 荧光显影系统，对同部位的血流进行荧光评价，观察绿色浓染的程度。如果有血流障碍，则追加切除猫耳朵部分（图 3-3-46）。

② Billroth Ⅱ重建

采用 Billroth Ⅰ重建较为困难的病例，或高龄患者、术后需要早期恢复多学科治疗的病例，则采用 Billroth Ⅱ重建，按照顺蠕动方向进行。选择十二指肠韧带远端 30 ~ 40cm 的空肠上提至残胃，用 SureForm 60mm 蓝钉进行残胃空肠吻合。

助手很难协调上提空肠时，需要注意机械臂瞬间的加速度可能导致抓持的肠管浆膜损伤。

四、机器人辅助下贲门侧胃切除术、胃全切除术

　　笔者所在科室，在确保胃癌根治性的前提下尽量保留部分胃。一般来说大家都知道胃癌术后体重会减轻，但是根据切除的范围大小，会出现显著性差异，这一点值得注意。特别是，在丧失胃底的胃全切除术中，生长激素分泌促进因子受体（Growth hormone secretagogue receptor: Orphan receptor）的内源性配体 ghrelin 的作用丧失，导致食欲下降和体重减轻的概率提高。另外，为了改善晚期胃癌的预后，包括术后辅助化疗在内的多学科治疗在术后早期即可开始，充分的抗癌药的给予及其完成率是非常重要的。作为化疗的副作用——食欲不振引起的进一步的低营养状态和体重减轻，有可能导致治疗的延迟和患者放弃治疗等。因此，我们科室主张对胃体上部癌积极地施行极小残胃保留手术。

　　但是，对于从食管胃接合部跨越胃角进展的较大肿瘤，应考虑胃全切除术，如果没有必要把小弯侧全部切除，则应考虑贲门侧胃切除术。本章节主要介绍 No.11d 淋巴结清扫、食管裂孔周围的淋巴清扫技巧，以及介绍 Overlap 吻合重建、食管残胃吻合、双通道（Double tract）吻合等技术。

1　No.10、No.11d 淋巴结清扫

　　需要做脾门部（No.10 淋巴结）清扫的病例大多是胃上部的进展期胃癌。在机器人手术中，由于缺乏触觉，如果不能确保足够的视野，就有可能损伤肿瘤导致癌细胞扩散的危险。

　　No.11d 淋巴结的定义是指从脾动脉起始部到胰尾部分成 2 等份的脾门侧部分。脾动脉的走行差异甚大，有的病例脾动脉蜿蜒屈曲，个体差很大，所以清扫时，注意保持神经外侧层（Outermost layer）的连续性非常重要（图 3-4-1）。根据术前施行的 3D-CTA 血管重建像，掌握脾动脉、脾静脉的走行方向以及胰脏的位置关系非常重要。

　　脾门部清扫步骤要点是，完成 No.4sb 淋巴结清扫后，先将胃短动静脉从胃大弯侧切向胃底部，

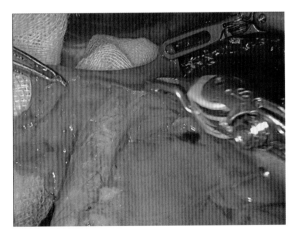
图 3-4-1　清扫 No.11d 淋巴结

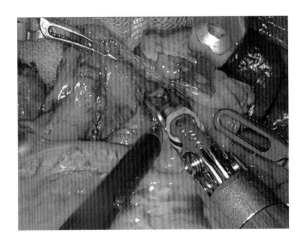
图 3-4-2　利用 Organ retractor 辅助 No.10 淋巴结清扫

进行胃底部的完全游离，然后确保食管切离后视野充分，再进行同区域清扫。

　　这样脾门部的显露才会充分，对于胃上部的局部肿瘤，也可以不需要接触到肿瘤而进行脾门部周围的清扫。实际的脾门部清扫时，No.4sa ~ No.10 的脂肪组织用组织牵拉器（Organ retractor）展开，这样方便清扫（图 3-4-2）。

　　清扫 No.11d 淋巴结时，在离断胃左动脉之后，沿着胰腺上缘脾动脉的神经外侧层（Outermost layer）向患者的左侧进行清扫，如果胰腺上缘覆盖在脾动脉，则助手的钳子轻轻按压胰腺上缘组织，显露出脾动脉的视野。注意按压胰腺力度不要太大，否则可能导致胰漏。

　　清扫淋巴结时，紧沿着脾动脉的中枢侧向末梢侧走行，最终会看到脾上极的上下分支，但是如果脾动脉较早分出脾上极分支时，注意不要损伤到该血管（图 3-4-3）。在脾动脉的头侧确认 Gerota 筋膜，逐渐游离后，清扫的范围会逐渐变得清晰可见（图 3-4-4）。注意静脉的走行，脾下极分支也有可能向脾门部发出分支（图 3-4-5），在脾上极分支与下极分支之间存在的脂肪组织，均需要从脾门部清扫干净（图 3-4-6）。

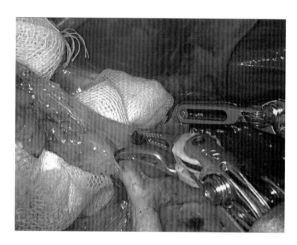

图 3-4-3　脾上极分支周围的清扫

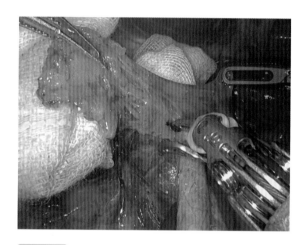

图 3-4-4　沿着脾动脉进行清扫

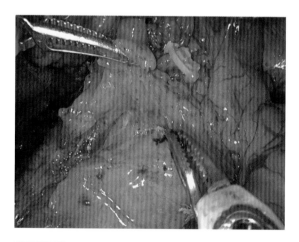

图 3-4-5　从脾下极分支向头侧进行清扫

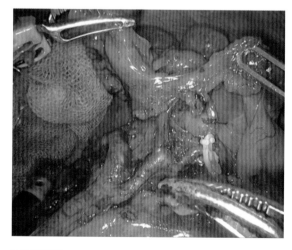

图 3-4-6　脾门部清扫

2 食管裂孔周围的游离以及离断食管 （▶视频1）

食管裂孔周围的游离在胃全切除以及贲门侧胃切除的手术中都是非常重要的手术技巧。是首先就清扫贲门周围，还是等到胰腺上缘清扫干净之后，再来处理贲门周围呢？都要由术中的具体情况而定。

首先用达·芬奇4号臂牵拉小弯侧的淋巴结及脂肪向左侧，沿着横膈肌右侧脚切开表面的腹膜，稍微适当地牵拉该层膜，就可以显露出横膈肌脚与食管胃接合部之间的可游离层。该游离层次可见横膈肌脚的表面。

有一层有光泽的透明膜，充分拓展该膜向左侧膈肌脚，沿着膈肌脚向尾侧拓展空间后，胃的可动范围以及腹部食管的游离性就会大大提高，这样膈肌脚周围以及裂孔内的游离就会变得更加容易。

4号臂重新抓提结合部或者胃上部的腹侧，向腹侧及尾侧适当地牵引后，向纵隔方向进行游离。腹部食管的腹侧半周进行游离之后，继续切开腹膜，离断食管横膈韧带，此时可以大力牵拉腹部食管向腹腔内，在食管的背侧可见向横膈肌脚分出的左横膈下动脉的食管贲门支，用血管夹夹闭之后，用血管凝固装置（Vessel sealer extend）进行凝固离断（图3-4-7）。No.2以及No.19淋巴结的清扫，根据需求进行（图3-4-8）。

牵拉腹部食管向腹腔内一侧，继续向纵隔方向清扫，在食管的右侧可见心包下腔（图3-4-9）。

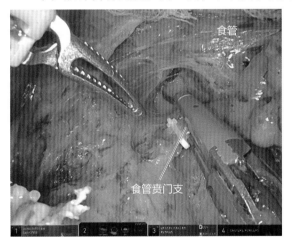

图3-4-7 离断贲门支

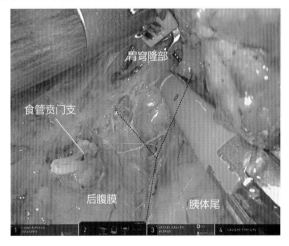

图3-4-8 后腹膜游离

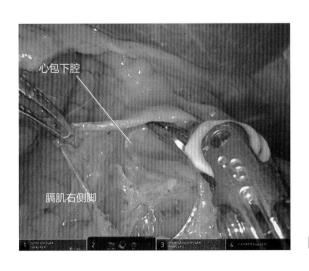

图3-4-9 确认心包下腔

第三章　胃

以心包下腔为解剖学标志，离断横膈肌脚与食管之间残留的组织与迷走神经，确保食管长度足够，如有必要，则一并对食管周围、裂孔内的淋巴结（No.20、No.110 淋巴结）进行清扫（图 3-4-10、图 3-4-11）。

此时，注意不要损伤到食管左、右两侧折返的胸膜，造成不必要的开胸手术。

不管是胃全切除还是贲门侧胃切除，为了确切地重建，都需要在下纵隔内把食管背侧游离充分。

食管离断时，有条件的话可以用术中内镜引导下用自动切割闭合器进行离断。食管断端需要术中快速冰冻病理进行评价。

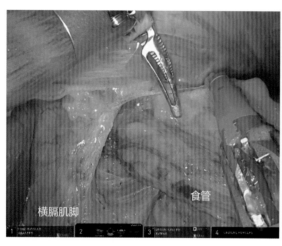
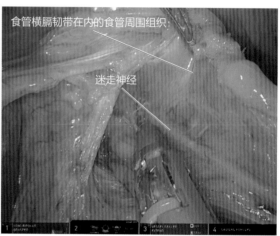

图 3-4-10　食管周围游离

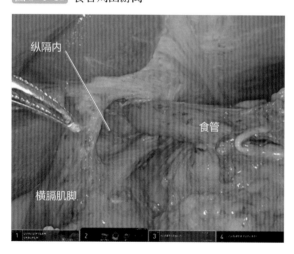

图 3-4-11　裂孔周围游离结束后

3　胃全切除术后的重建：Roux-en-Y 重建（▶视频 2）

胃全切除术后，在横结肠前上提空肠，用 Overlap 法进行食管空肠吻合。小肠壁与系膜都比较脆弱，达·芬奇机械臂需要更加仔细地进行操作，助手也要注意抓持肠管以及移动过程中的副损伤，详细过程如下：

首先，将空肠起始部的 15cm 处设为预定切除线，对于肥胖的患者可以适当地牺牲 10 ~ 20cm 肠管，肠管血管用血管凝固装置（Vessel sealer extend）进行凝固切断（图 3-4-12）。

空肠切断后，在结肠前径路上提到食管断端，确认没有张力。上述过程由助手协助抓提移动空肠，这样可以减少组织的损伤，如果单靠牺牲空肠肠管还是不能上提到食管，这就需要继续牺牲边缘血管弓，此时可以考虑用荧光血管造影进行肠管血流的评价。

在食管断端的右侧 1/3 处切开一个小孔，全层缝合一针固定（图 3-4-13），在上提空肠断端 6cm 处的系膜对侧打开一个小孔。

SureForm 60mm 蓝钉的钉仓置入空肠一侧，金属侧放入食管断端。通过鼻胃管引导下置入食管一侧，防止误入食管黏膜下层（图 3-4-14）。

食管位于腹侧，上提空肠位于食管的背侧，吻合器置入足够长度之后，进行击发吻合。共同开口用 3-0 的倒刺线进行连续一层缝合关闭（图 3-4-15）。

用内镜观察吻合口并且进行测漏试验。用非吸收的合成线缝合，把横膈肌脚与上提空肠进行固定。

在食管空肠吻合部 40cm 处，空肠与空肠进行侧侧器械吻合，距离 Y 脚之间的吻合长度尽量缩短。最后，Peterson 裂孔与空肠系膜裂孔均要缝合关闭，引流管从右腹部放入，经过肝脏下面，越过食管空肠吻合口背侧，其尖端放置在左侧横膈肌下。

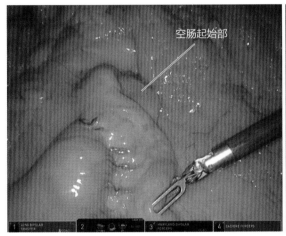
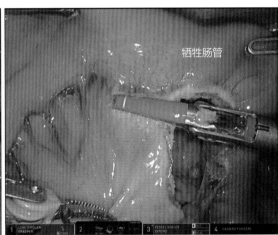

图 3-4-12　制作牺牲肠管

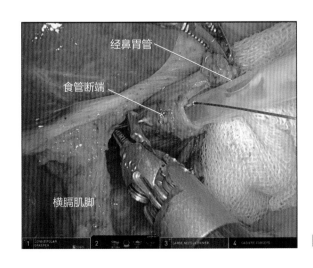

图 3-4-13　食管断端全层固定

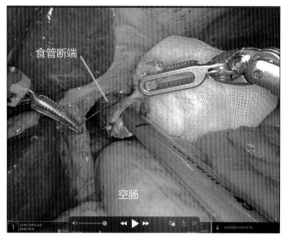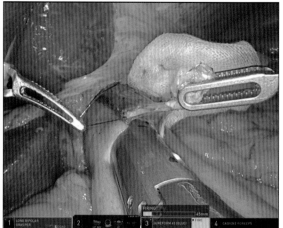

食管断端

空肠

图3-4-14 经鼻胃管引导下吻合器的置入

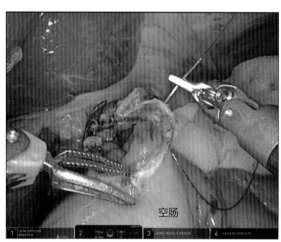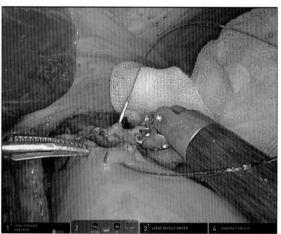

空肠

图3-4-15 关闭共同开口

4 贲门侧胃切除术后的重建：食管残胃吻合 （▶视频3）

贲门侧胃切除术后，如果可以在腹腔内吻合，首选食管残胃吻合。此重建法需要：①尽量保留残胃的大弯侧，重建时填充纵隔；②食管残胃吻合时采用环周手工缝合。重建按照下面流程进行：

首先，需要在下纵隔的食管背侧从残胃大弯侧填充较多的组织，因此需要游离足够的空间（图3-4-16）。向腹腔侧牵拉食管断端，左右膈肌脚与食管侧壁各自缝合固定。

残胃大弯尽量向纵隔内的食管背侧塞（图3-4-17），与固定食管方法相同，残胃与左右横膈肌脚缝合固定。此时，为了术野稳定，将吻合口预定部位的口侧食管后壁与残胃前壁缝合固定住。

将食管断端与残胃前壁切开，做吻合孔，食管前、后壁分开，用3-0可吸收倒刺线进行连续全层缝合（图3-4-18，图3-4-19）。

为了防止食管与残胃扭转错位，一部分的横膈肌脚也一并缝合固定上。

最后，内镜观察吻合口，进行测漏试验（图3-4-20）。引流管从右腹部经过肝下，越过吻合口背侧之后放在左侧横膈下。

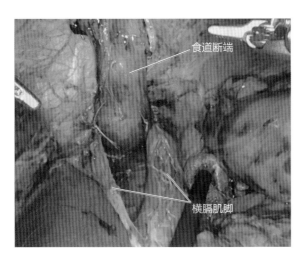

图 3-4-16　纵隔内游离

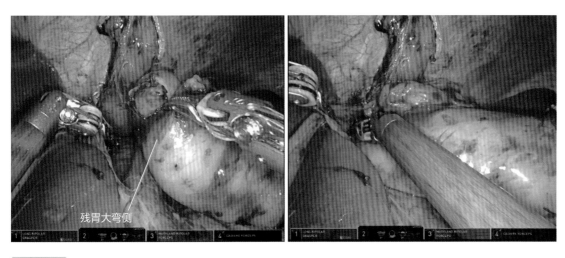

图 3-4-17　残胃大弯向纵隔内塞

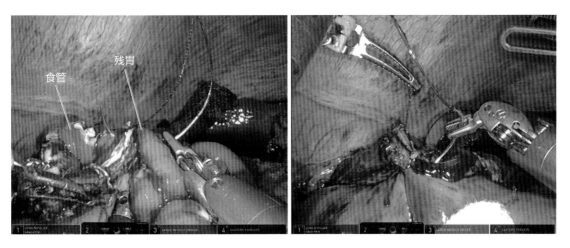

图 3-4-18　食管残胃吻合的后壁

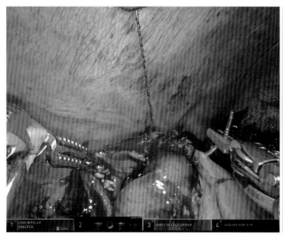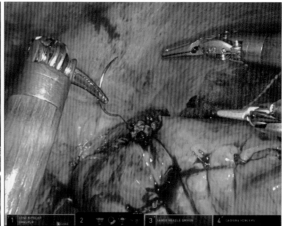

图 3-4-19 食管残胃吻合的前壁

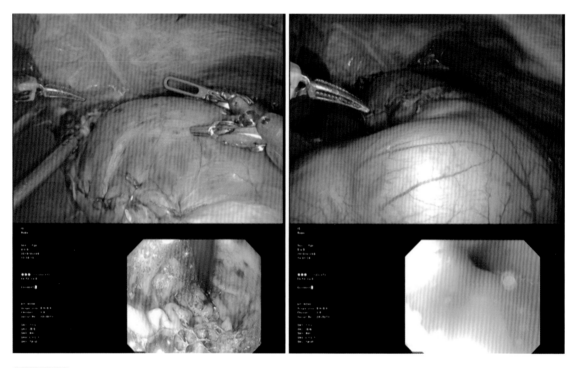

图 3-4-20 术中内镜检查以及测漏试验

5 贲门侧胃切除的重建：双通道法重建 （▶视频 4）

贲门侧胃切除，在纵隔内重建的话，一般采用双通道法。食管空肠吻合采用 Overlap 法，残胃空肠吻合采用逆蠕动侧侧吻合，共 3 个吻合口，因此需要有效地利用助手的辅助端口进行重建。重建按照下面的流程进行：

与胃全切除后的食管空肠重建（Overlap 法）一样，离断空肠起始部 15cm 处的肠管，根据患者肥胖程度，可以酌情牺牲 10～20cm 的肠管，用血管凝固装置（Vessel sealer extend）沿着肠管进行凝固离断。从结肠前上提空肠，采用 Overlap 法进行重建吻合。

接下来，为残胃空肠吻合做准备，向头侧上提残胃断端，固定于横膈膜的右侧脚上，离开食管空肠吻合口 20cm 的末梢侧，逆蠕动的空肠与残胃体下部进行侧侧吻合。上提空肠位于背侧（图

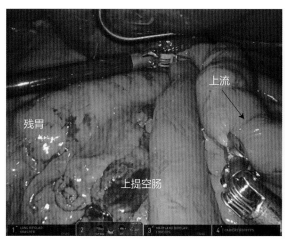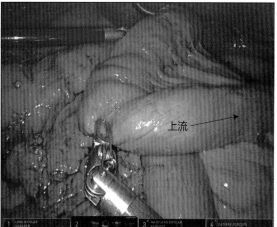

图 3-4-21　模拟残胃空肠吻合

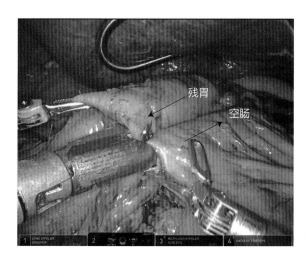

图 3-4-22　残胃空肠吻合时采用逆蠕动侧侧吻合

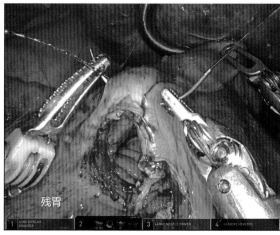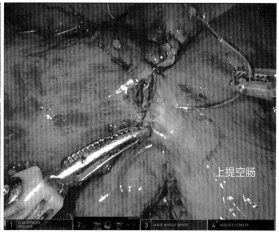

图 3-4-23　残胃空肠吻合后共同开口的关闭

3-4-21）。

　　此时，微调整使吻合口之间的空肠能够向前方稍微多留一些。残胃空肠吻合采用 Overlap 法，从尾侧放入 SureForm 60mm 蓝钉进行缝合（图 3-4-22）。

　　共同开口用 3-0 可吸收倒刺线进行连续缝合后关闭（图 3-4-23）。

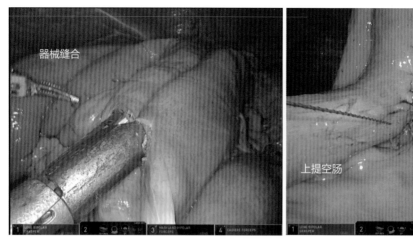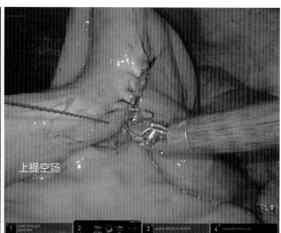

图 3-4-24 Y 脚吻合

Y 脚吻合也同样用 SureForm 60mm 蓝钉进行空肠的侧侧吻合。共同开口用 3-0 可吸收倒刺线进行连续缝合（图 3-4-24）。

内镜下进行食管残胃吻合部的测漏试验。用不可吸收的编织线缝缩膈肌脚以及固定上提空肠，Peterson 间隙与空肠和空肠之间的系膜间隙缝合关闭，引流管从右侧腹部放入，走行于肝下，经过食管空肠吻合口背侧，其引流管尖端留置在左侧横膈肌下。

五、腹主动脉旁淋巴结清扫 （▶视频 1）

手术步骤

（1）step 1：No.16b1 int/No.16b1 lat 淋巴结清扫

①Treitz 韧带左侧入路，确认左肾静脉

把横结肠系膜向头侧展开，向尾侧移动空肠，确认 Treitz 韧带。用 1-0 尼龙线系好的 Organ retractor 抓持 Treitz 韧带头侧的横结肠系膜，把 1-0 尼龙线导出体外，确保 Treitz 韧带周围的视野（图 3-5-1）。Treitz 韧带左侧的后腹膜首先切开，进入 Gerota 筋膜的背侧，可见左肾静脉壁（图 3-5-2）。

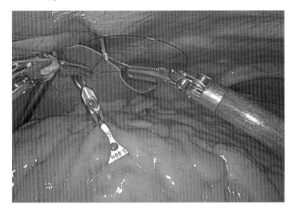
图 3-5-1 确保 Treitz 韧带周围的术野

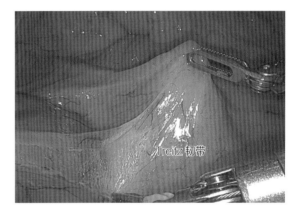
图 3-5-2 Treitz 韧带左侧的入路方式

②确认下腔静脉以及腹主动脉

在左肾静脉的尾侧右侧可见头尾走行的下腔静脉，将其显露游离出来（图 3-5-3）。下腔静脉显露的范围，以头侧在左肾静脉的下腔静脉流入口交汇处为宜。确认下腔静脉左侧走行的腹主动脉走行，显露出腹主动脉壁（图 3-5-4）。

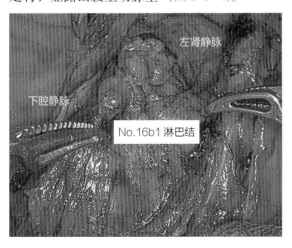
图 3-5-3 确认左肾静脉及下腔静脉

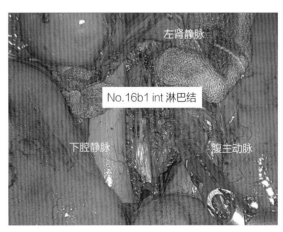
图 3-5-4 显露腹主动脉，清扫 No.16b1 int 淋巴结

③确认左卵巢静脉（左输睾丸静脉）

向显露出来的左肾静脉的左侧继续游离推进，确认左睾丸（卵巢）静脉的左肾静脉流入汇合口，确认左侧性腺血管的走行（图3-5-5）。腹主动脉的左侧以及左睾丸（卵巢）静脉之间为No.16b1淋巴结。

No.16b2 lat淋巴结，把该组淋巴结清扫出来（图3-5-6）。

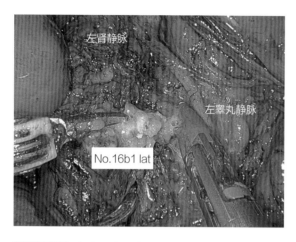

图 3-5-5　确认左睾丸静脉以及清扫No.16b1 lat淋巴结

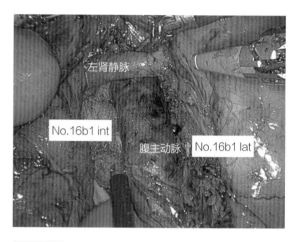

图 3-5-6　No.16b1at、No.b2 lat清扫结束后

（2）Step 2：No.16b2淋巴结清扫

①确认肠系膜下动脉

确认肠系膜下动脉根部，这是No.16b1淋巴结清扫的下缘。

②确认髂总动脉分支部

在右下腹追加辅助戳卡（图3-5-7），一直显露腹主动脉到髂总动脉分叉处。把下腔静脉左侧缘与腹主动脉右侧区域的No.16b1 int、No.16b2 int淋巴结从髂总动脉分叉到左肾静脉上缘水平部整块从背侧清扫干净（图3-5-8）。

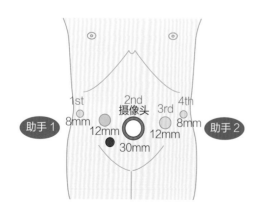

图 3-5-7　在红色区域追加辅助戳卡

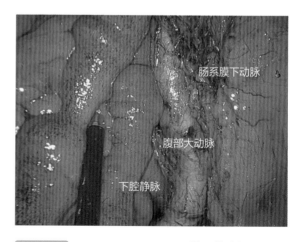

图 3-5-8　No.16b1 int、No.b2 int淋巴结清扫

（3）Step 3：No.16a2 胰腺尾侧隧道游离法

①游离左肾静脉的头侧，显露左肾上腺静脉

　　一直游离到显露出左肾上腺静脉与左肾静脉的流入口处，从左肾静脉前面向头侧游离推进（图 3-5-9）。

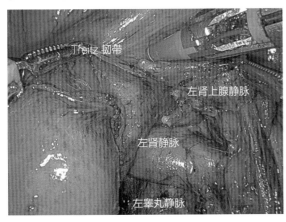

图 3-5-9　确认左肾上腺静脉

②切开胰腺下的被膜，显露脾动静脉，游离胰腺

　　切开大网膜，开放网膜囊腔之后，切开胰腺下缘被膜，游离胰腺，从胰腺背侧确认脾静脉，离断汇入脾静脉的肠系膜下静脉（图 3-5-10）。在其头侧可见左、右走行的脾动脉。为了让胰腺向腹壁侧悬吊起来，显露出胰腺背侧视野，可以用棉带把胰腺以及脾动静脉一起捆绑悬吊。

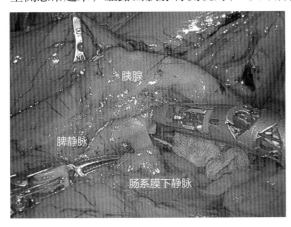

图 3-5-10　显露脾静脉、肠系膜下静脉

（4）Step 4：No.16a2 lat/No.16a2 int 淋巴结一起清扫

①确认左肾动脉

　　沿着胰腺背侧隧道向头侧游离，可见到腹主动脉分出的左肾动脉（图 3-5-11）。

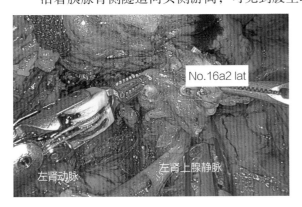

图 3-5-11　确认左肾上腺静脉

②确认肠系膜上动脉

继续向头侧游离，可见肠系膜上动脉（SMA）分支。

③沿着左肾上腺动脉清扫 No.16a2 lat 淋巴结

在胰腺上缘切开 Gerota 筋膜，并在左肾静脉前方与游离隧道下方区域相连（胰腺隧道入路：头侧入路）。确认左肾上腺的走行，并清扫 No.16a2 lat 淋巴结。对于左肾静脉走行于脾静脉的头侧，No.16a2 lat 淋巴结清扫受限，胰腺上缘的头侧入路就比较适合。这种情况，因为清扫 No.11p、No.11d 淋巴结，胰体尾部后腹膜的上半部分已经游离，如果切开背侧的 Gerota 筋膜，左肾静脉就能被确认。

④SMA 右侧入路的 No.16a2 int 淋巴结清扫

沿着 SMA 右侧向头侧走行的肝总动脉的背侧方向游离，就可以一并清扫 No.16a2 int/No.16a2 pre 淋巴结（图 3-5-12）。

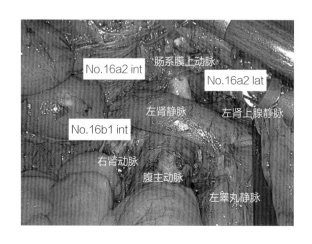

图 3-5-12　No.16a2 lat 淋巴结清扫

（5）Step 5：胰腺上缘淋巴结清扫

胰腺上缘的淋巴结清扫按照幽门侧胃切除流程进行。

为了清扫 No.16a2 int 淋巴结，首先把肝总动脉用棉带牵拉开（图 3-5-13），之后，完全显露门静脉的左侧缘（图 3-5-14），直到显露出脾动脉、脾静脉头侧的 Gerota 筋膜。

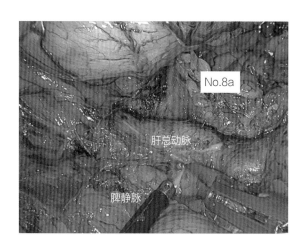

图 3-5-13　肝总动脉尾侧入路

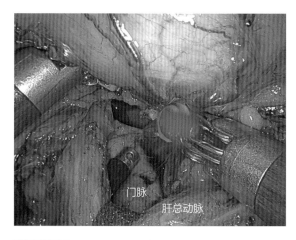

图 3-5-14　肝总动脉用棉带牵开，显露门静脉

(6) Step 6：No.16a2 int 淋巴结清扫

① Kocher 手法游离，显露下腔静脉以及左肾静脉

　　接下来就清扫 No.16a2 int/No.16a2 pre 淋巴结，首先进行 Kocher 手法游离。沿着十二指肠降支外侧的腹膜切开，游离十二指肠。延长腹膜切开至肝结肠韧带，使结肠肝曲向下方游离。沿着十二指肠后面以及胰头部后面进行游离，显露出背侧走行的下腔静脉。与之前左侧游离出来的左肾静脉前面的层面左右相通（图 3-5-15），继续向其左侧的腹主动脉前面游离。

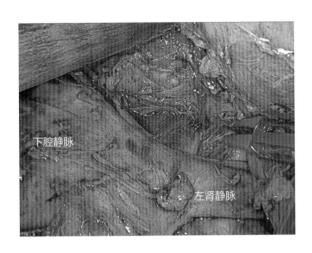

图 3-5-15　Kocher 手法游离

② No.16a2 int 淋巴结一部分（肝总动脉背侧入路）与胰腺上缘淋巴结一并切除

　　肝总动脉用棉带牵向腹侧，从肝总动脉的背侧进行清扫。No.16a2 int/No.16a2 pre 淋巴结则从肝总动脉下缘通过肝总动脉的背侧，与 No.8a、No.12a 淋巴结相互连接，从肝总动脉的头侧拨出，进行一并清扫（图 3-5-16）。

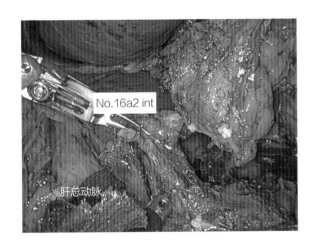

图 3-5-16　No.16a2 int 淋巴结清扫

六、 `Case Report` 利用达·芬奇机器人的灵活性进行高难度的残胃癌手术 _{（▶ 视频 1）}

　　日本胃癌的达·芬奇手术逐年增加，有报道称与腹腔镜手术相比，机器人手术的术后并发症明显减少。但是对于残胃癌的机器人手术，其结果目前尚未明确，我们团队利用机器人的灵活性对高难度残胃癌进行手术，对于这样正常解剖消失，游离层次也不清楚，可能存在术后粘连的病例来说，机器人凭借其灵活性，与开腹手术以及腹腔镜手术相比，是更好的选择。

　病例　70 岁，男性，身高 160cm，体重 63kg。

　　4 年前因为早期胃癌，进行了腹腔镜下胃切除术，D1+ 清扫，采用 Billroth I 重建。上消化道内镜检查发现胃体上壁后壁有一个 0-IIc 型病变，活检显示为印戒细胞癌，深度 T1b，不能做 ESD。因此选择了机器人辅助下残胃全部切除手术，残胃癌根治术。

1　残胃癌手术的顺序及手术技巧

　　胃切除术后 Billroth I 重建的病例，主要分成 4 个步骤进行游离：①游离肝脏；②游离胰腺与周围的粘连；③游离吻合口周围的粘连；④游离上次游离清扫之后的血管。此外，还要提防出血，手术顺序要随机应变，灵活地推动整个手术进程。

(1) 游离肝脏

　　残胃几乎被肝左叶全部覆盖着，首先游离肝脏，机器人的稳定术野且有放大视野，使得肝脏表面的被膜可以完整地保留下来（图 3-6-1），小的出血点需要进行迅速止血。为了保证术野清洁，

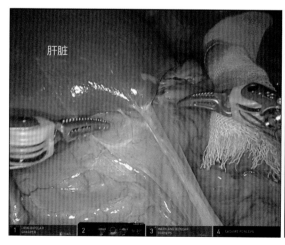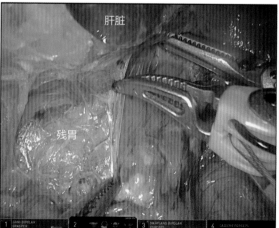

图 3-6-1 游离肝脏

就需要比常规手术更高要求的止血技术。粘连最为严重的莫过于小弯侧残胃缝合线附近，进行胰腺上缘清扫后，胰腺以及血管的解剖有可能产生变异，需要慎重考虑游离层次。

如果粘连太严重，可能是因为炎症过后附近还残留止血夹，此时改为先做其他部位为宜（图3-6-2）。

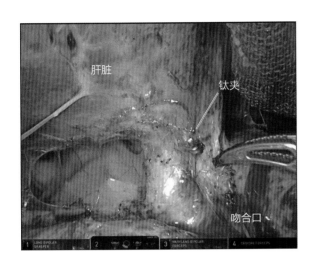

图 3-6-2 粘连较严重的病例

（2）游离胰腺与周围的粘连

胰头部周围的粘连很多时候都比较严重，应该从胰体尾部向网膜囊腔内进行游离。机器人手术在残胃与胰腺之间的水平方向游离是比较游刃有余的，其稳定的术野能很好地找到可游离层（图3-6-3）。进行胰腺上缘游离时，需要注意有腹腔干及其血管的断端，避免损伤而导致出血。

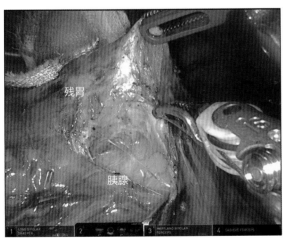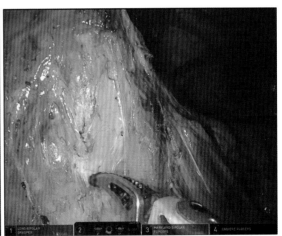

图 3-6-3 胰腺周围的游离

（3）游离吻合口周围的粘连

吻合口周围除了有上述的肝脏以及胰腺严重的粘连之外，周围的胃十二指肠动脉以及肝十二指肠韧带内的脉管也是需要小心的。特别是胆总管的壁比较薄，容易损伤，更加需要进行仔细游离，一直游离到有充分的十二指肠断端长度为止。

（4）游离上次游离清扫之后的血管

如果上次手术层次清楚、清扫彻底、没有出血或者没有遗留组织的话，一般来说术后基本没有太多的粘连。但是即便如此，胃右动脉以及胃左动静脉的钛夹周围的粘连还是比较顽固的（图3-6-2，图3-6-4）。一不小心就可能造成大出血，这是需要避免的。需要手术前复习上次的手术记录或者调阅出术前CT片子，确认夹子的位置。

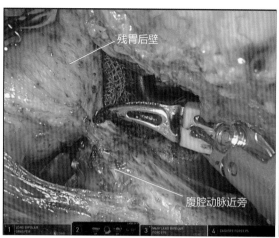
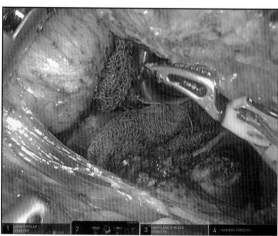

图 3-6-4 手术流程

2 本病例的手术流程

该病例的吻合口与胃右动脉断端粘连较紧，特别是胃左动脉断端粘连非常坚固，首先进行了上部胃的游离以及食管离断等。向尾侧右侧牵拉切断后的残胃口侧，给粘连部位以张力，彻底游离完钛夹周围的粘连（图3-6-4，图3-6-5）。

机器人手术对比腹腔镜手术能够有非常稳定的放大视野和术野展开，对比开腹手术更能够辨识其微细解剖，且在水平方向操作更具备优势，对于这样高难度的胃癌手术、残胃癌手术，机器人辅助手术也是未来可期的。

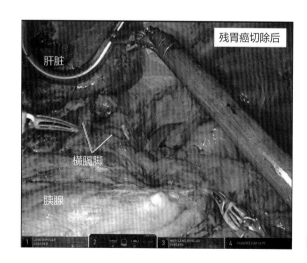

图 3-6-5 切除结束后

七、 `Case Report` 最大限度地利用好机器人手术的优点，进行微创及高难度手术：胃全切除术后局部复发肿瘤的切除（▶视频1）

对于一些较难的腹腔镜手术也许只有经验丰富的外科专家才能完成，但是对于机器人手术则让更多的外科医生有较大的机会完成手术。在应用于局部浸润的淋巴结清扫时，也能高质量地完成淋巴清扫。

机器人手术的缺点在于没有触觉。在移动小肠以及加速操作时，容易忽略肠管抓持力度，导致损伤肠管浆膜等，这些都是需要我们注意的。

病例 60多岁，男性。

在其他医院进行过开腹胃全切除术＋胆囊切除术。1年零7个月后复发，发现食管空肠吻合口左侧有35mm大的结节性病变（图3-7-1，图3-7-2）。短时间内增大，出现梗阻症状。包括PET-CT在内的术前检查（图3-7-3，图3-7-4）未发现其他部位有复发病变。按照外科切除先行的方针，施行了机器人辅助下局部复发病变切除术。

机器人辅助下下段食管复发病变切除，下纵隔内食管空肠吻合。

手术时间：6小时5分钟，出血量37mL。

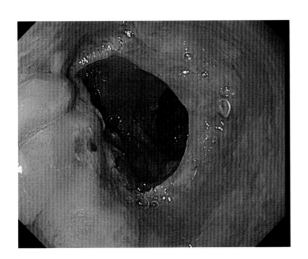

图 3-7-1 上消化道内镜检查
食管空肠吻合部左侧的壁外压迫性肿瘤性病变。

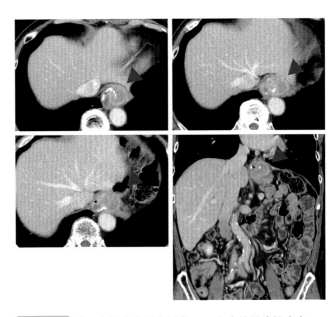

图 3-7-2 食管空肠吻合部左侧有2cm大小的肿瘤性病变

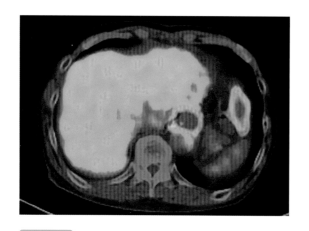

图 3-7-3　PET-CT

食管空肠吻合，左侧有核素聚集的结节性病变，没有转移病灶。

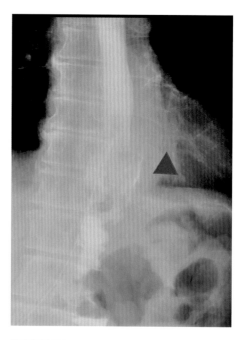

图 3-7-4　上消化道造影

手术

上腹部小肠与腹壁粘连较为广泛，需要游离后再置入戳卡。高分辨的 3D 摄像头下清晰可见粘连间隙，这也是机器人手术的一大优势（图 3-7-5）。

上提空肠与胰腺前面粘连也较多，一并游离。首先把上次手术的解剖恢复原样，在还没有充分游离完粘连时，移动肠管等需要注意分寸，免得损伤肠壁（图 3-7-6）。

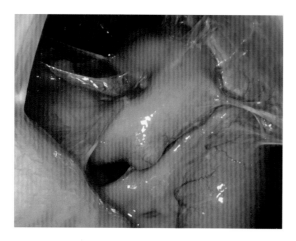

图 3-7-5　松解上腹部小肠粘连

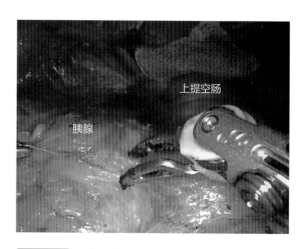

图 3-7-6　松解上提空肠与胰腺前面粘连

在食管空肠吻合口左侧可见复发性肿大病变，侵犯到下纵隔内。打开膈肌中心腱，把整个肿瘤环周性游离下来，注意勿损伤肿瘤。开放下纵隔（图 3-7-7）。

从右侧向背侧游离食管裂孔周围的间隙，显露出腹主动脉前面，从可游离层逐渐向头侧内侧的下纵隔游离，与肿瘤周围间隙相连通，以下段食管可以完全向腹腔侧牵引为准（图 3-7-8）。

从腹腔内离断下段食管，术中快速冰冻病理检查口侧断端是否阴性，重建采用上提空肠离断部分，观察无张力后，进行下纵隔内 Overlap 重建吻合（图 3-7-9）。

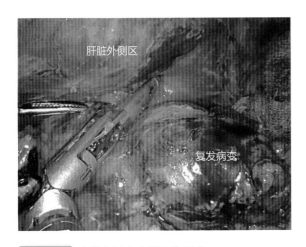

图 3-7-7　食管空肠吻合部复发病变

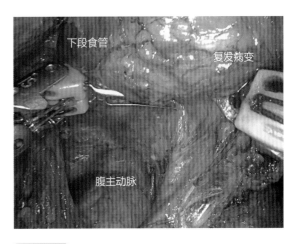

图 3-7-8　下纵隔游离操作

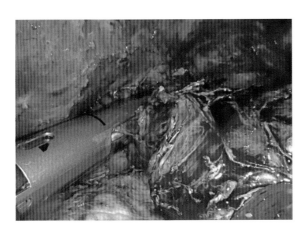

图 3-7-9　离断下段食管

八、 Case Report 巨大淋巴结转移病例的 机器人手术：淋巴结清扫技巧 （▶视频 1）

机器人手术凭借其多关节功能，更易于游离组织，且其自带的倍率调节功能（Motion scale）以及防抖功能，比传统手术操作更加精准。对高度进展期胃癌巨大淋巴结转移浸润病例也可以利用其 3D 高分辨成像，达到清晰地辨认淋巴结界限及有无神经浸润，维持在神经外侧层（Outermost layer）的连续性。如果有神经浸润，凭借其高清图像，很容易确定切除线。特别是对 No.8a 区域的巨大淋巴结转移，机器人可凭借其灵活关节越过胰腺以及肝总动脉而完全清扫该区域淋巴结，这样也可以减少胰漏的发生。

本章节主要介绍对巨大淋巴结转移病例的清扫技巧及注意事项。

1 No.8a 巨大淋巴结转移浸润病例

对于胰腺上缘局部浸润的巨大转移淋巴结病例一般采用 1 号臂安装 Long bipolar Maryland，3 号臂安装马里兰双极电凝，利用其尖端比较精细的操作及缓慢牵拉力，确认浸润范围及寻找可游离层次，在寻找到神经外侧层（Outermost layer）之前务必小心游离防止解剖层次走错（图 3-8-1）。

到达神经外侧层（Outermost layer）之后，保持在该层面进行淋巴结清扫。结合高分辨率放大效应 3D 图像，更能够看到结缔组织与神经之间的间隙。用 Long bipolar Maryland 牵拉神经，助手在张力下进行视野展开，推进手术（图 3-8-2）。

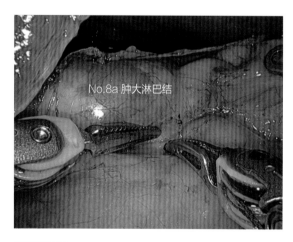

图 3-8-1 确认 No.8a 淋巴结的神经外侧层（Outermost layer）

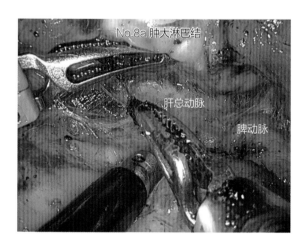

图 3-8-2 利用 Long bipolar Maryland 进行局部展开

　　淋巴结的背侧用钳子向上推，使得产生的张力能够显露出周围的结缔组织间隙，便于切开，偶尔根据游离进展的情况，适当地凝固，这样更能减少毛细血管渗血，便于淋巴结清扫（图 3-8-3）。

　　如果肿瘤没有浸润到 Outermost layer，适当的张力则可以显露出良好的游离间隙，便于游离操作（图 3-8-4）。

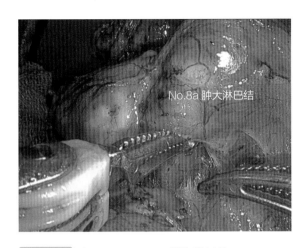

图 3-8-3　在 Outermost layer 清扫淋巴结

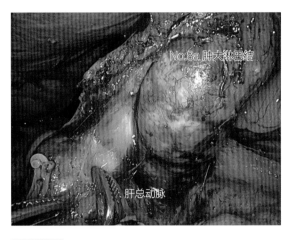

图 3-8-4　通过游离继续追踪 Outermost layer

　　肿大淋巴结浸润向背侧延伸的病例，利用多关节弯曲功能也很难到达淋巴结底部，此时把肝总动脉（CHA）用棉带牵拉开，从肝总动脉的背侧到达门静脉前面，直接到淋巴结背侧面，会有不一样的效果（图 3-8-5）。

　　接下来把肝总动脉向尾侧牵拉，把门静脉前面及左侧缘游离起来的巨大淋巴结拨出来，一并清扫（图 3-8-6）。

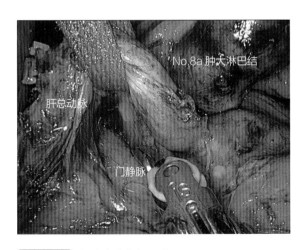

图 3-8-5　肝总动脉背侧入路

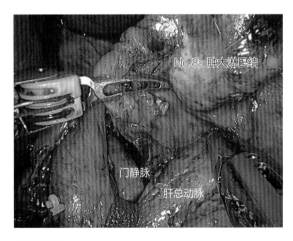

图 3-8-6　把肝总动脉悬吊起来清扫 No.8 淋巴结

2 No.13 淋巴结转移病例

No.6 有巨大的淋巴结，No.13 也有肿大的淋巴结转移（图 3-8-7）。

横结肠系膜前叶与 No.6 淋巴结的边界确定之后，切开其间的炎性结缔组织，进行锐性及钝性游离把横结肠系膜向尾侧游离（图 3-8-8）。

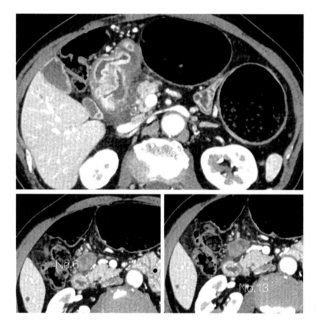

图 3-8-7 胃窦部环周性病变

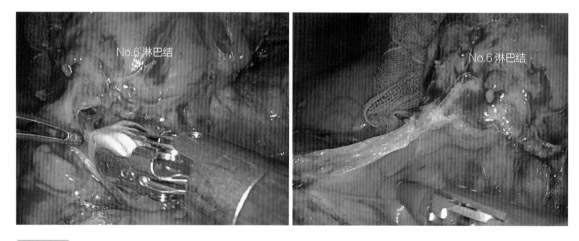

图 3-8-8 No.6 区域的肿大淋巴结（左），向尾侧游离横结肠系膜（右）

用马里兰双极电凝模式找到正确的游离层之后进行游离，偶尔改为用切开模式，沿着安全的层面进行清扫（图 3-8-9）。

根据术前的 CT 指引，Kocher 手法游离之后即可到达肿大淋巴结周围，完成 No.13 淋巴结清扫（图 3-8-10）。

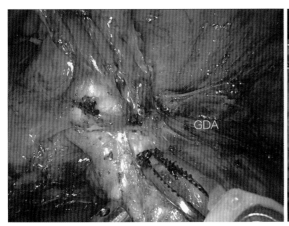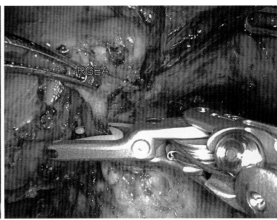

图 3-8-9　确认 GDA（左）与用血管夹夹闭 RGEA（右）

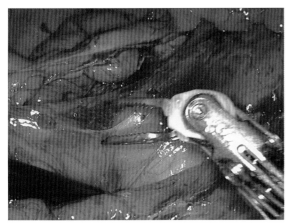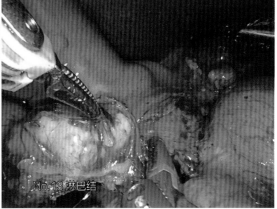

图 3-8-10　Kocher 手法游离（左）与 No.13 淋巴结清扫（右）

九、**Case Report** 即便是有造口，也可以进行达·芬奇手术：对回肠导管造口的病例进行胃癌手术

一般来说，开展机器人手术时多数情况下首先选择没有腹部手术史的患者，而大多数医院都担心人造肛门造成的尿路改道病例采用机器人手术会导致副损伤增加，所以一般这样的困难病例都选择开腹手术或者腹腔镜手术，其理由是担心机械臂会损伤到造口，且机器人没有触觉，术野之外看不到的地方导致不必要的副损伤等。我们科室根据造口部位，避开该位置放入戳卡，尽量最大化利用机器人的优势，达到精细操作。

病例 80 多岁，男性。

膀胱癌根治术后膀胱全切 + 回肠导管成形术后（图 3-9-1）。UML, Ante, Type：0-Ⅱc (por.) T1b, N0, H0, P0, M0 cStage Ⅰ（图 3-9-2），UML, Ante, Type：0-Ⅱc (por.), T1b, N0, H0, P0, M0：pStage ⅠB。

进行了机器人辅助下胃全切除术，Roux-en-Y 重建。手术时间：435 分钟；出血量：137mL。

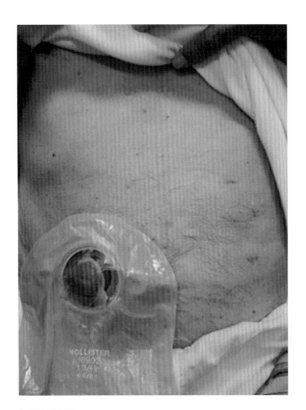

图 3-9-1 右侧腹部，肚脐上方 2 横指，头侧，有回肠导管造口

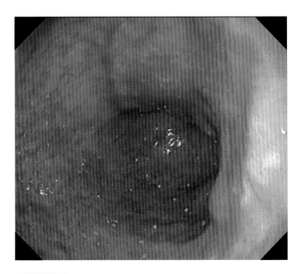

图 3-9-2 胃体上部前壁到胃窦部广范围 0-Ⅱc 型病变

手术技巧

从回肠导管造口位置（图 3-9-2）判断 2 号臂、3 号臂、4 号臂的戳卡位置。首先在左侧季肋部放置 12mm 戳卡，确认脐下有无粘连或者回肠导管造口在腹腔内的走行方向，在左侧腹部以及左腹部放置 4 号臂及 3 号臂对应的戳卡。在腔镜下游离脐下粘连，放置 2 号臂戳卡（图 3-9-3），1 号臂戳卡尽量不要干扰左侧肋骨弓。助手戳卡孔放在造口头侧的季肋下（图 3-9-4）。

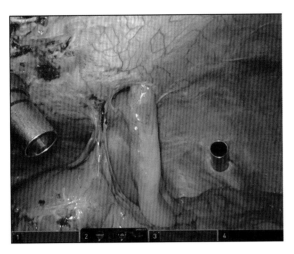

图 3-9-3　通过 3 号臂的戳卡看回肠导管与 1 号臂及 2 号臂戳卡之间的关系

1 号臂的戳卡放在回肠导管的头侧。

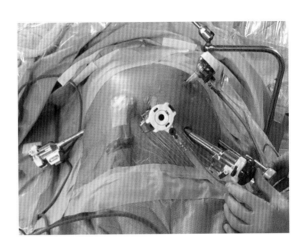

图 3-9-4　各戳卡的放置位置

术中在机器人操作台内设想回肠导管造口的位置，尽量不接触该造口部位。如果辅助口戳卡与 1 号臂戳卡同轴时，可以先用季肋部戳卡，安全地进行辅助操作。Roux-en-Y 重建手术技巧如空肠离断、牺牲肠管制作、上提空肠等操作需要涉及下腹部，因此 1 号臂的戳卡可能会损伤到造口，这是需要注意的。在操作台操作机器时，要下意识地想是否损伤到造口，尽量不要接触到造口肠管。

回肠导管及人工肛门的形态与既往疾病及手术内容不同，造口位置及形态也各异。机器人戳卡及配置需要根据不同的状态随机应变地调整戳卡留置方向。此外，在其他病例中，利用横结肠在右上腹造口，这样的患者在做胃癌根治术时，不要被脐的位置所左右，戳卡位置整体向患者左侧移动约 4cm，这样能够达到安全的操作范围。此外，利用引流管轻柔地牵拉腹腔内的造口肠管，也可以为机器人提供更大的操作空间。

第四章　肝脏

一、机器人辅助下的肝切除

1 背景

  2010年腹腔镜肝脏部分切除术、肝外侧区域切除术，2016年腹腔镜下肝叶切除、区段切除、区段次全切除等高难度肝切除术式被日本纳入医疗保险范围内，腹腔镜下肝切除术（LLR）在日本成为常规术式之一。但是，腹腔镜手术使用的器械只是直线进出，特别是肋骨弓对手术动作限制等缺点较为明显，对肝外科手术是很不利的。理论上，机器人手术可以克服腹腔镜手术的最大缺点。但是，到目前为止，机器人辅助下肝切除术（RLR）还未被日本纳入医疗保险报销范围内，主要都是来自海外的报告。2018年的荟萃分析研究中，中转开腹率、R0切除率、术后并发症发生率、死亡率、住院时间等，LLR与RLR之间是没有显著差异的。其可行性及安全性都是没有统计学差异的。但是，RLR组的出血量明显增多，手术时间变长。跟普通的LLR相比，机器人超声刀不具备多变关节、没有专用的吸引装置（CUSA）等，目前来说，机器人辅助下肝切除术相关的手术器械还有待改进。

  此外，2021年被纳入肝切除相关的系统性回顾分析报道，机器人辅助下肝切除术以及腹腔镜下肝切除术，在并发症发生率、术后死亡率、中转开腹率、断端阴性率、输血率、出血量、手术时间、住院时间等方面均没有统计学差异。但是，建议在大的癌症中心进修该手术。此外，在成本核算方面，有的报道称腹腔镜手术的成本比机器人手术成本相对较低；另外，与开腹手术相比，在术后并发症、ICU住院时间、术后住院时间等方面，机器人辅助下肝切除术都要显示出更多的优越性。

  也就是说，目前机器人辅助下肝切除的可行性及机器人手术的共识还没有达成一致。名古屋市立大学团队凭借着机器人的稳定术野以及精细的操作，对高难度的肝切除也积极开展了机器人辅助下肝脏切除术。期待今后会有更多的病例及数据解析提供更多的循证医学依据。

2 名古屋市立大学机器人辅助下肝切除的导入

  名古屋市立大学2019年4月开始以临床研究的形式导入达·芬奇肝切除手术。2019年4月到2020年4月通过IWATE criteria计划，对低中难度的肝切除手术开展了10例。从2020年4月开始，扩大到高难度肝切除手术，2022年2月已经开展了22例。现在，肝切除微创手术率达到了80%，机器人手术占总体手术的30%左右（图4-1-1）。此外，机器人辅助下肝切除的病例包括肝部分切除术6例、肝外区域切除术2例、亚区段切除术9例、肝叶切除术2例、胆管切除在内的肝切除术3例（图4-1-2）。

3 术前准备

(1) 体位、手术器械配置（图4-1-3）

  除S7切除之外，采取收右脚、左脚开脚位。两手臂张开，等机器人接入之后，采取头高10°

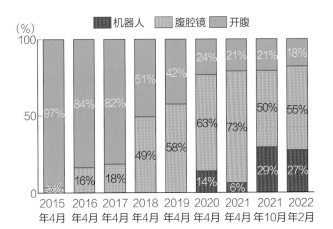

图 4-1-1　名古屋市立大学肝切除的各种术式分类

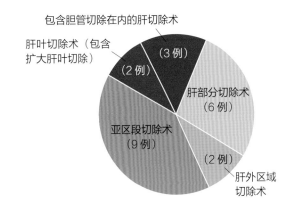

图 4-1-2　名古屋市立大学机器人辅助下肝切除术式明细

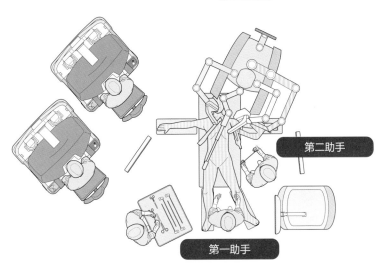

图 4-1-3　手术室内的器械配置

位。第一助手位于患者的两腿之间，第二助手位于患者左侧，床旁机械臂从患者头侧左侧导入，S7 切除时，采取左侧半卧位，两脚并拢。

（2）戳卡配置

各戳卡至少距离 7cm 以上，调整头尾侧的位置。戳卡的位置间隔过短的话，会导致肝切除的钳子之间干扰太多。如果是头侧区域肝肿瘤切除，需要跨越肝脏进行操作，这时在确保戳卡间距的同时，把戳卡尽量靠头侧移动，放置戳卡的秘诀，在后续章节进行介绍。

参考文献

[1] Hu L, et al. Effectiveness and safety of robotic-assisted versus laparoscopic hepatectomy for liver neoplasms: a meta-analysis of retrospective studies. Asian J Surg 2018; 41: 401-416.

[2] Daskalaki D, et al. Financial impact of the robotic approach in liver surgery: a comparative study of clinical outcomes and costs between the robotic and open technique in a single institution. J Laparoendosc Adv Surg Tech A 2017; 27: 375-382.

[3] Wakabayashi G, et al. Recommendations for laparoscopic liver resection: a report from the second international consensus conference held in Morioka. Ann Surg 2015; 261: 619-629.

二、 Case Report S4 部分肝切除：以肝静脉为导向的肝实质切除

病例 75 岁，男性。

术前诊断：转移性肝肿瘤。

拟行术式：S4 部分肝切除。

肝储备功能检查：ICGR15=8%，ICGK=0.167。

1 病例解说

肿瘤位于 S4 和 S8 的交界区域，肝中静脉腹侧（图 4-2-1，图 4-2-2）。从影像上看，没有发现明显的肝中静脉浸润，因此判断只要显露出肝中静脉，就可以达到 R0 手术（图 4-2-3）。

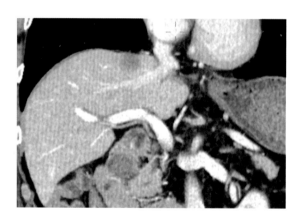

图 4-2-1 腹部增强 CT（冠状断面成像）
肝中静脉腹侧可见 LDA。

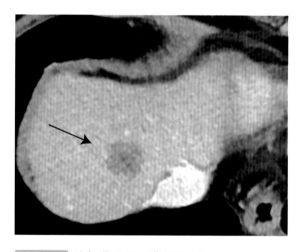

图 4-2-2 腹部增强 CT（横断面成像）
S4 与 S8 交界区域可见 LDA。

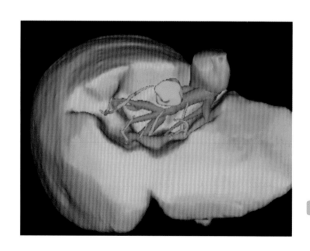

图 4-2-3 SYNAPSE VINCENT（富士胶片公司）肝内动脉的 3D 重建和预测切除范围图

2 技术要点

(1) 戳卡配置

戳卡配置如图4-2-4所示。首先将8mm的摄像头戳卡放置在肚脐（③）处。主要的操作部位是在肝静脉根部附近，所以需要越过肝脏进行操作。因此，将戳卡整体向头侧靠。戳卡配置为：①：8mm；②：12mm；④：8mm；⑤：8mm。如果摄像头戳卡视野不良，则可适当地向头侧移动，术者右手从⑤号戳卡位放入马里兰钳。术者左手从①号戳卡位插入Fenestrated手术抓钳，从④号戳卡位插入Cadiere钳子用于术野展开。助手使用②号和⑥号戳卡位进行吸引操作、夹闭血管、取出纱布等。

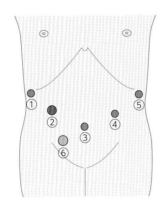

图4-2-4　戳卡位置

(2) 视野展开

肝部分切除绝大多数分成两种方式：一种是"切片式"切除，一种是"挖洞式"切除。此次手术方式采用挖洞式切除法。在视野展开时需要很多臂，跟开腹手术以及腹腔镜手术相比，机器人手术可以操作的钳子数达到最上限，这也是相对而言机器人手术的不足之处。此外，术野展开用的机器人钳子如果用于抓持肝脏组织的话，比较容易挫伤肝组织，会导致不必要的出血。因此，为了得到稳定的视野，切除侧一般采用硅胶碟用于视野展开（图4-2-5），基本上4号臂是用于推挡肝脏，展开视野的。

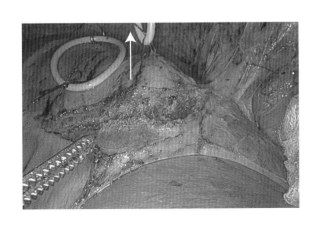

图4-2-5　用硅胶碟悬吊切除侧的肝脏向腹壁进行视野展开

（3）肝实质切除（▶视频1）

　　肝左侧的实质需要广而浅地切开。如果在一个地方较深地挖掘，则可能导致视野不良，造成不必要的出血。从左侧头侧向右侧尾侧进行肝实质的离断（图4-2-6）。此时，从根部显露出肝静脉，这样可以把损伤的风险降到最低（图4-2-7）。该病例在横膈肌下，视野比较狭小，尽管如此，仍然可以凭借机器人的多关节功能，确保手术安全进行（图4-2-8）。

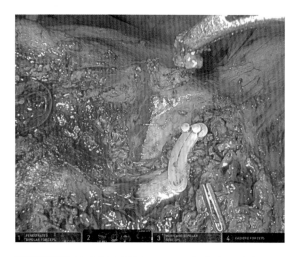

图 4-2-6　从头侧向尾侧，且从左侧向右上方切开肝实质

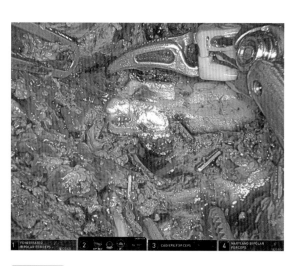

图 4-2-7　沿着肝静脉向头尾侧方向游离肝实质

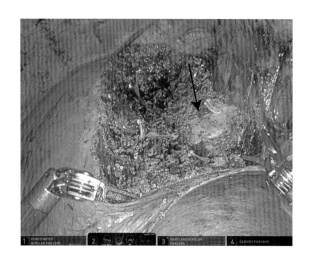

图 4-2-8　切除结束

离断面可见显露出来的肝中静脉（黑色箭头）。

参考文献

[1] Ohshima S. Volume analyzer SYNAPSE VINCENT for liver analysis. J Hepatobiliary Pancreat Sci 2014; 21: 235–238.

三、Case Report 肝切除联合肝门部清扫以及胆管切除

病例　73 岁，女性。

　　术前诊断：胆囊癌 T2N1M0 stage ⅢB。

　　拟行术式：肝床切除，肝外胆管切除，胆管重建。

　　肝储备功能检查：ICGR15=7%，ICGK=0.177。

1　病例解说

　　肿瘤主要占据胆囊体部，CT 上提示有向肝脏浸润的可能性（图 4-3-1）。EUS 中肝脏和胆囊之间的边界不清晰（图 4-3-2）。另外，由于可见 No.12c 淋巴结肿大（图 4-3-3），术前诊断需要进行肝十二指肠韧带淋巴结清扫。综上所述，决定进行肝床切除 + 淋巴结清扫、肝外胆管切除 + 胆管重建。

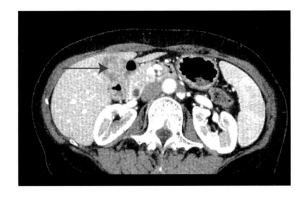

图 4-3-1 腹部增强 CT

胆囊体底部可见造影增强效果的胆囊肿瘤（红色箭头）。

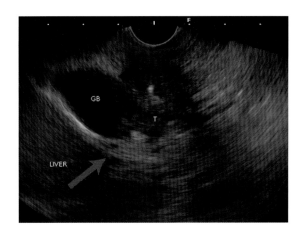

图 4-3-2 EUS

胆囊肿瘤与肝脏之间界限不明，怀疑肝内浸润（红色箭头部分）。

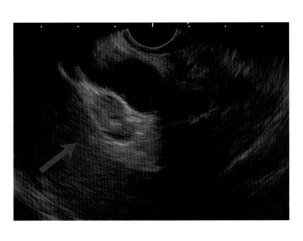

图 4-3-3 EUS

胆囊颈部可见肿大的淋巴结（红色箭头）。

2 手术技巧

(1) 戳卡配置

如图所示，戳卡配置（图4-3-4左）。经脐放置8mm戳卡，作为摄像头专用戳卡（③）。其他戳卡（①：8mm；②：12mm；4：12mm；⑤：8mm）留置好。另外，根据手术场景改变摄像头戳卡和操作戳卡（图4-3-4右）。肝切除和胆管重建时，助手使用②号和⑥号戳卡位；肝十二指肠韧带清扫时助手使用⑤号和⑥号戳卡位。

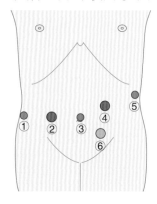

	肝切除、胆管重建	肝十二指肠韧带清扫
①	术者左手	术者左手
②	助手戳卡	摄像头
③	摄像头	术者右手
④	术者右手	术者右手
⑤	3号臂	助手戳卡

图 4-3-4 戳卡放置

根据不同场景，变更手术用戳卡。

(2) 肝实质切除 （▶ 视频1）

daVinc没有专门用于肝切除的设备。虽然有一些用于组织切除的器械，但都不是专门用于肝脏手术的，因此经常会遇到器械无法使用的情况。所以，我们科室采用了在其他消化外科领域或者胰腺外科也使用的双极电凝法（Double bipolar method），该法不需要频繁更换器械，即可进行切除、切开、凝固、抓持等所有操作，这一点非常有用（图4-3-5）。但是，在肝切除手术中，吸引是非常重要的操作，如果没有吸引器来确保视野，有时甚至举步维艰。术野吸引基本上从助手一侧进行。不过也可以是术者左手使用吸引器用来保持术野干净（图4-3-6）。另外，一般进行肝实质切离时，需要非常多的血管夹子。每次都从术者侧进行血管夹闭，这是非常麻烦的，而且对助手的负

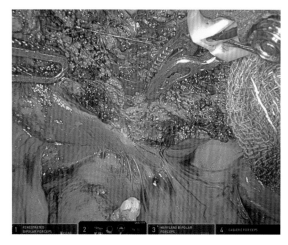

图 4-3-5 双极电凝法（Double bipolar method）用
于肝实质切离

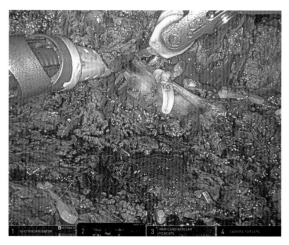

图 4-3-6 术者用左手吸引钳子

有利于术野管理及展开。

担也很大。因此我们使用了 1mm 左右的夹子。

细小的格林森分支由助手用钛夹夹闭（图 4-3-7），比其更粗的格林森分支则由术者进行夹闭。

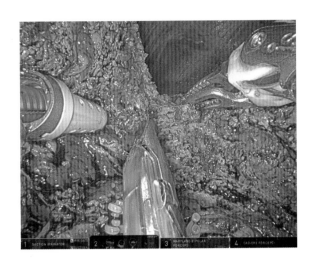

图 4-3-7　助手侧夹闭格林森分支

（3）清扫肝十二指肠韧带

前文也讲过，肝十二指肠韧带清扫时，摄像头与钳子均向右侧移，肝十二指肠韧带从右侧观察，可以优先进行 Kocher 游离以及肝十二指肠韧带右侧清扫。术者右手从 3 号戳卡，术者左手从 1 号戳卡，摄像头从 2 号戳卡，3 号臂从 4 号戳卡插入，助手使用 5、6 号戳卡。

3　步骤

（1）Kocher 手法游离，No.13 淋巴结的清扫，肝右动脉游离　（▶ 视频 2）

首先进行 Kocher 手法游离，充分游离胰头背侧，确定胰实质和 No.13 淋巴结的边界，仔细操作（图 4-3-8）。剥离胆管背侧的肝右动脉并进行单独牵开（图 4-3-9）。

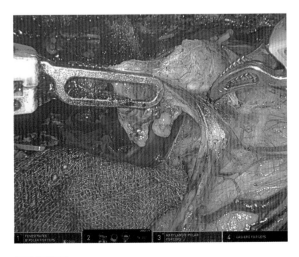

图 4-3-8　No.13 淋巴结清扫

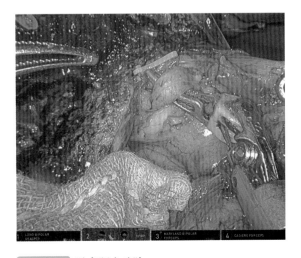

图 4-3-9　游离肝右动脉

(2) 胆管游离及 No.8a 淋巴结清扫（▶视频 3）

向左侧展开胰头部，进行胆管游离。在胰腺上缘把胆管环周游离开，用棉带牵开（图 4-3-10）。此时，一定要辨清胆管与胰腺实质之间的界限，仔细游离。紧接着切开胰腺上缘的浆膜，清扫 No.8a 淋巴结。仔细辨别肝总动脉周围的神经丛与淋巴组织间隙，根据不同病例，采取不同层次的游离（图 4-3-11）。

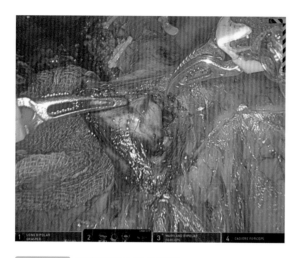

图 4-3-10　游离胰腺上缘的胆管

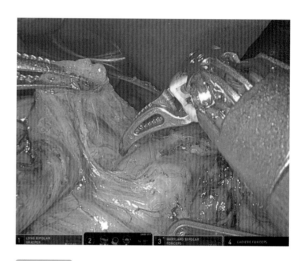

图 4-3-11　清扫 No.8a 淋巴结

(3) 清扫 No.12a 淋巴结，离断胆管（▶视频 4）

显露肝总动脉、肝固有动脉及肝左、肝右动脉，清扫 No.12a 淋巴结。该区域的清扫术野狭小，且肝动脉背侧也必须进行游离，注意钳子的位置关系，以免产生干扰（图 4-3-12）。环周游离肝左、肝右动脉周围淋巴结，在胰腺上缘结扎胆管（图 4-3-13）。

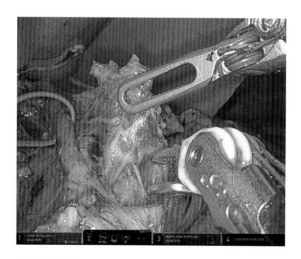

图 4-3-12　清扫 No.12a 淋巴结

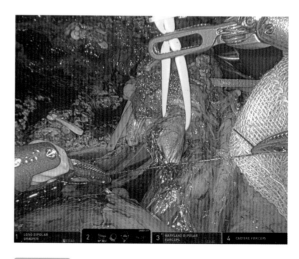

图 4-3-13　在胰腺上缘结扎及离断胆管

4　清扫 No.12p 淋巴结，取出标本（▶视频 5）

　　完整游离出肝十二指肠韧带内的动脉，进行 No.12p 淋巴结清扫。在操作过程中，适当张力牵拉结合锐性分离清扫门静脉周围淋巴结（图 4-3-14）。清扫时，绝对不要抓提动脉，用 3 号臂抓提乳胶血管带适当调整力度，清扫后整体如图 4-3-15 所示。

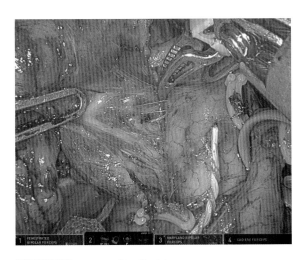

图 4-3-14　No.12p 淋巴结清扫

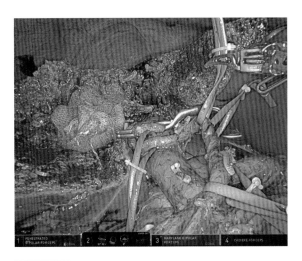

图 4-3-15　切除完成后图像

5　胆管重建

　　进行胆管空肠吻合（图 4-3-16），详细操作请参考机器人辅助下胰头十二指肠切除术章节里的胆管空肠吻合。

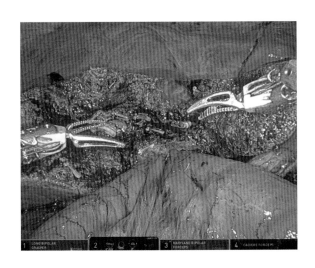

图 4-3-16　胆管空肠吻合

参考文献

[1] Kikuchi K, et al. Challenges in improving the minimal invasiveness of the surgical treatment for gastric cancer using robotic technology. Ann Gastroenterol Surg 2021; 5: 604-613.

四、 `Case Report` 高难度肝切除：扩大肝左叶切除

病例 71 岁，男性。

术前诊断：直肠癌术后，多发肝转移（S2 和 S4 有 4 处）。

拟行术式：扩大肝左叶切除。

肝储备功能检查：ICGR15=6%，ICGK=0.187。

1 病例解说

2020 年 9 月，该患者进行了直肠癌的机器人辅助下低位前方切除术。术后发现多处肝转移，给予化疗（FOLFOXIRI+BV 4 次，FOLFOX+BV 1 次，FOLFOX 7 次），肿瘤有缩小趋势，因此决定切除转移的肝肿瘤。在 S2 和 S4 共发现 4 处肿瘤。特别是 S4 的 2 处病变位于肝中静脉的背侧和腹侧（图 4-4-1，图 4-4-2），静脉浸润的可能性较高。S2 病变也接近 UP（图 4-4-3，图 4-4-4），可以预想到肝部分切除是比较困难的。

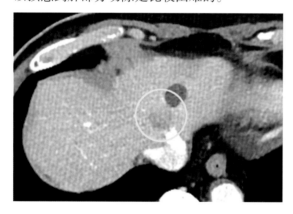

图 4-4-1 S4 病变①（肝中静脉背侧）

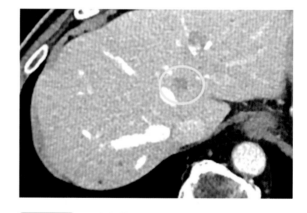

图 4-4-2 S4 病变②（肝中静脉腹侧）

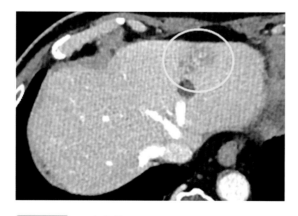

图 4-4-3 S2 病变①

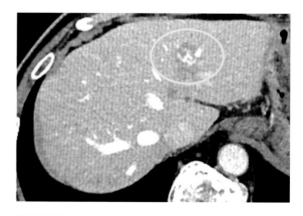

图 4-4-4 S2 病变②

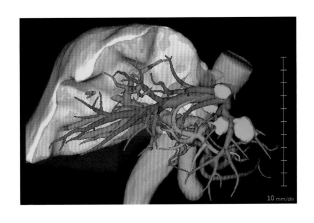

图 4-4-5 SYNAPSE VINCENT（富士胶片公司）的3D 重建图像

因此，计划进行联合肝中静脉切除的扩大肝左叶切除（图 4-4-5）。

2　戳卡放置

戳卡放置如图 4-4-6 所示。首先将摄像头戳卡 8mm（③）经脐放入。紧接着放入①：12mm、②：12mm、④：12mm、⑤：8mm。1 号臂和 4 号臂放 12mm 戳卡的理由是，左格林森支和左 + 肝中静脉都有可能被 SureForm 夹闭离断。术者右手从④号戳卡处插入马里兰钳。肝静脉分离时，从④号戳卡处插入 SureForm 45mm 白色钉仓。术者左手从①号戳卡处插入 Fenestrated 手术钳。左格林森支离断时从①号戳卡插入 SureForm 45mm 蓝色钉仓。助手使用②号戳卡。

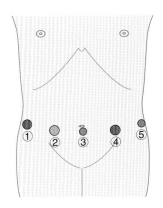

图 4-4-6 戳卡配置

3　手术技术要点

（1）游离肝外侧区域

切断肝圆韧带，结扎后提出到体外。切除镰状韧带，切除左冠状韧带和三角韧带，充分游离外侧区域（▶视频 1）。

（2）格林森系统一并处理

肝内血流控制的方法分为一次性处理格林森系统和分别处理格林森系统 2 种方法，但最好采用术者和团队最为熟悉的方法。我们科室在进行腹腔镜手术时，首选是一次性处理格林森系统，因此采用机器人手术时，仍沿用该法。

以近年来备受关注的 Laénnec 被膜的概念为基础，关键是要看清格林森分支和肝实质边界（图 4-4-7），可以很安全且容易到达格林森背侧（图 4-4-8）。

但是，Laénnec 被膜是一层非常薄的膜，格林森分支在肝内是属于可活动性小的脏器，虽然该手术是很高难度的，但是凭借着机器人高清晰的画质系统以及多关节活动度，也许会比传统的腹腔镜手术更安全。该病例中，首先沿着 Laénnec 被膜游离左侧的格林森分支，用棉带牵开之后，用 SureForm 进行离断（▶ 视频 2），之后向着尾状叶方向游离格林森分支，最后离断脐静脉导管（Arantius 管）。在肝门部游离出肝实质以及肝门板之间的间隙（▶ 视频 3）。

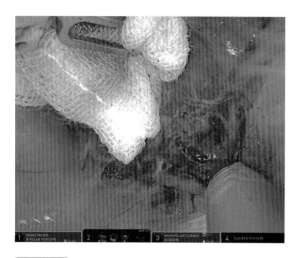

图 4-4-7　沿着 Laénnec 被膜层游离

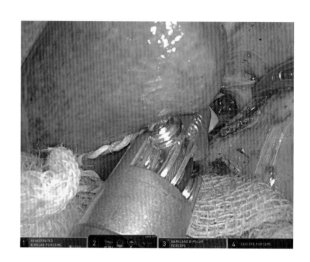

图 4-4-8　左侧格林森分支的背侧游离

（3）ICG 染色

近年来，关于 ICG 染色用于肝脏手术中区段切除的有效性报道层出不穷。今后这一领域也有望取得更大的技术进步。达·芬奇机器人也具有 Firefly 的 ICG 血流评估功能，如果能够一次性处理格林森系统，对于通过未染色（Negative staining）区域的鉴定将非常有用（图 4-4-9、图 4-4-10）。

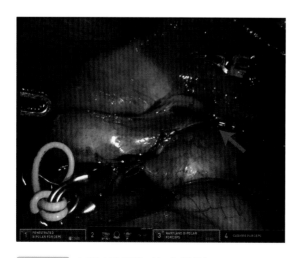

图 4-4-9　左侧叶边界线（红色箭头）

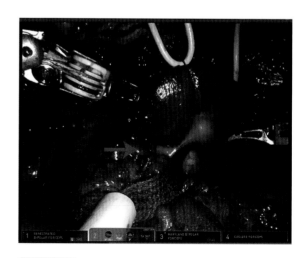

图 4-4-10　左侧尾状叶边界线（红色箭头）

（4）游离尾状叶

尾状叶所在的空间也和肝静脉根部一样，位于腹腔最背侧和头侧，并且是下腔静脉和肝静脉所夹区域。视野狭小且看不清，因此如何才能创造好的视野显得尤为重要。基本上 3 号臂对术野左侧进行展开（黑色箭头）。画面左侧的展开很难依靠助手帮忙，所以只能由术者的一只左手展开，此时就无法获得稳定视野。因此，使用硅胶带，将尾状叶向腹侧上抬（白色箭头）（图 4-4-11）。在下腔静脉和尾状叶之间小心地游离。肝短静脉全部用血管夹夹闭或线结结扎，切除端用血管凝固装置离断即可。尾状叶充分游离至肝静脉根部后，用棉带牵开肝左静脉以及肝中静脉（▶视频 4）。

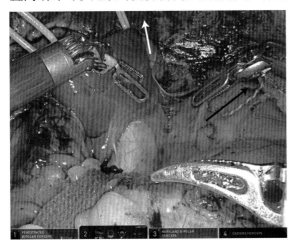

图 4-4-11　尾状叶游离时的视野展开

（5）切开肝实质

本病例的肝实质离断线如图 4-4-12 所示。根据肿瘤与格林森分支和肝静脉的关联性设定离断线。在肝左静脉和肝中静脉根部进行一次性静脉离断，并在肝中静脉末梢进行离断切除。

从尾侧向肝中静脉切离预定部分肝实质，在末梢侧确定 V4，向中枢侧游离确定肝中静脉主干。肝实质分离基本上采用 Clamping and Crush 法进行。术者左手持吸引器，保障术野干净和展开视野（图 4-4-13）（▶视频 5）。在离断尾状叶时，用 Firefly mode 确认离断边界线指导实施（图 4-4-14）。将肿瘤尾侧的肝中静脉主干用棉带独立牵开，使用 SureForm 45mm 白色钉仓切断（图 4-4-15）（▶视频 6）。接着，使用 SureForm 45mm 白色钉仓切断肿瘤头侧的肝左静脉以及肝中静脉的汇合支（图 4-4-16）。最后在肝中静脉右侧进行肝实质分离，取出标本（图 4-4-17）（▶视频 7）。

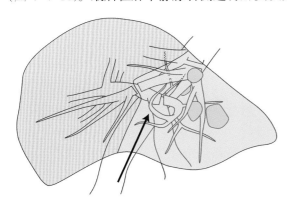

图 4-4-12　肝实质离断线

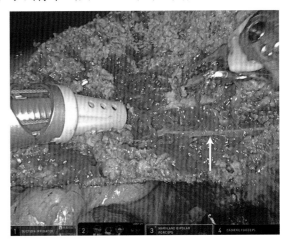

图 4-4-13　肝实质离断，确定 V4（白色箭头）

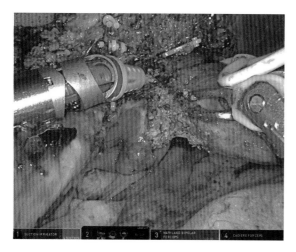

图 4-4-14 尾状叶切除

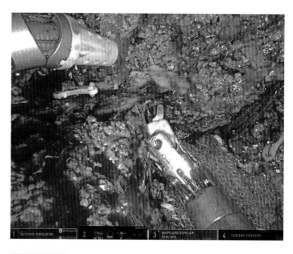

图 4-4-15 肿瘤尾侧的肝中静脉离断

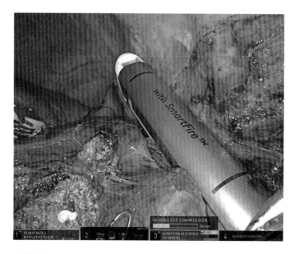

图 4-4-16 离断肿瘤头侧的肝左静脉以及肝中静脉

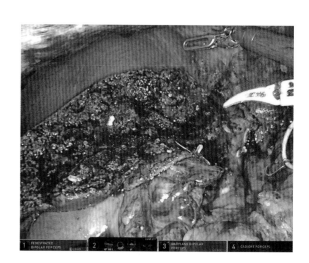

图 4-4-17 切除结束后图像

参考文献

[1] Sugioka A, et al. Systematic extrahepatic Glissonean pedicle isolation for anatomical liver resection based on Laennec's capsule: proposal of a novel comprehensive surgical anatomy of the liver. J Hepatobiliary Pancreat Sci 2017; 24: 17–23.

[2] Nomi T, et al. A novel navigation for laparoscopic anatomic liver resection using indocyanine green fluorescence. Ann Surg Oncol 2018; 25: 3982.

第五章　胰腺

一、机器人辅助下胰体尾部切除及淋巴结清扫

1　导入机器人辅助下胰体尾切除术的背景

2012 年不伴有淋巴结清扫的腹腔镜下胰体尾部切除术（LDP）被日本纳入保险范围内，2016 年保险范围放宽到伴有淋巴结清扫的 LDP，在之后就发展比较稳定，其有用性也一并被报道了。机器人辅助下胰体尾部切除术 2020 年被纳入保险适用范围，近年来其病例数逐年增多。

2019 年的荟萃分析中可见，与 LDP 相比，机器人辅助下胰体尾部切除术（RDP）的手术时间相对延长，住院时间相对较短。另外，出血量、胰漏和其他的并发症均无统计学差异。对于保留脾脏的 DP 手术，相对来说 RDP 比 LDP 更能够保留脾脏，且出血量相对较少。到底 LDP 与 RDP 短期内的治疗成绩孰优孰劣，目前还暂无定论，但是 RDP 的费用较高。也有一些文献报道了胰腺癌的 RDP 有用性，2022 年胰腺癌微创手术的回顾性分析报告，RDP 与 LDP 相比，R0 切除率、淋巴结清扫个数、术后辅助治疗开始时间均处于同等水平。开腹胰体尾部切除（ODP）与 LDP、RDP 的比较研究中可见，RDP 的手术时间长，且费用高，但是出血量以及中等和严重并发症的发生率较低，胰腺癌的肿瘤预后相关因子比较有限，2020 年回顾性研究中可见，RDP 比 ODP 有更好的全生存期间，围手术期死亡率也低一些。但也有的文献称，上述研究中可能存在一些选择偏倚，需要进一步证实。

2　术前准备

（1）体位、手术器械配置（图 5-1-1）

患者采取全身麻醉下仰卧位。双手打开，闭腿，接入机械臂后，头部高 10°，第一助手站在患者右侧，第二助手站在患者左侧，床旁操作台从患者头部左侧接入。

（2）戳卡放置

戳卡放置如图 5-1-2 所示。该手术需要从胰头部到脾外侧的较大的手术操作空间，应有与之相适应的戳卡配置。达·芬奇用 8mm 戳卡（①⑤）2 个，达·芬奇用 12mm 戳卡（②③④），腹腔镜用 12mm 戳卡（⑥），共 6 个戳卡。①③④⑤与达·芬奇的机械臂连接，将③作为腹腔镜戳卡。在达·芬奇用 12mm 戳卡中插入套卡，在②中还插入了腹腔镜用 5mm 戳卡，用于第一助手的操作，从剑突处插入了肝脏拉钩，将肝脏向头部展开。

①号戳卡放置在脐孔（③）处，在气腹后横向 7cm 的距离，决定各横向戳卡位置。①⑤调整头尾侧的位置，使戳卡与肋骨弓和髂骨嵴保持 2 横指距离。

②号戳卡插入尾侧的话，在游离胰腺上缘和脾脏周围时，手术钳就难以到达，所以应该放置在约 2 横指头侧。④号戳卡靠近术野时可能导致操作性差，建议放置在约 2 横指尾侧。⑥号戳卡是让第一助手在进出纱布以及自动切割闭合器离断胰腺时用的。腹腔镜戳卡尾侧约 7cm 处，由于与相机

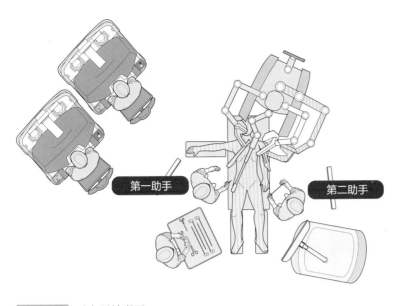

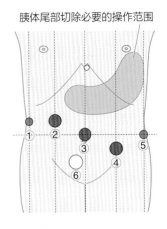

胰体尾部切除必要的操作范围

图 5-1-1　手术器械配置

图 5-1-2　戳卡留置位置及窍门

同轴容易干扰，所以在 2 横指右侧留置戳卡。插入位置根据患者的体形适当进行调整。

3　手术步骤

（1）Step 1：术野展开

①悬吊肝圆韧带，上提肝脏左侧叶（▶视频 1）

用 1-0 尼龙线缝合肝圆韧带并向腹侧上提。用肝脏拉钩向头侧展开肝外侧区域。

②胃结肠韧带和胃脾韧带的离断，悬吊胃（▶视频 2）

切开胃结肠韧带，打开网膜囊腔。向头侧切开胃脾韧带。注意别损伤到食管贲门支动脉，并将其剥离至能确认食管左壁的地方（图 5-1-3）。在这个术式中，胃可能会妨碍视野，特别是进行胰腺上缘清扫时，胃的展开是非常重要的。将长度约 4cm 的扁平引流管从胃背侧穿过，两端用线结扎，将其引向体外。在胃窦部和胃体部 3 处进行视野展开（图 5-1-4）。

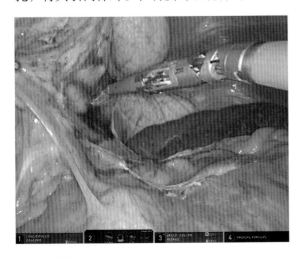

图 5-1-3　切断胃脾韧带

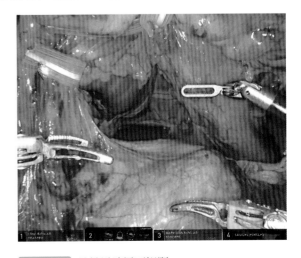

图 5-1-4　悬吊胃壁展开视野

(2) Step 2：胰腺上缘清扫

① No.8a 淋巴结清扫，确认肝总动脉（▶ 视频 3）

原则上，在神经外侧层（Outermost layer）进行淋巴结游离。用 3 号臂将 No.8a 淋巴结向腹侧上提，适当牵拉是很重要的（图 5-1-5）。另外，机器人的高清图像对层面的识别提供了非常大的帮助，有利于确定神经组织和淋巴组织的界限。

② 离断胃左静脉，游离胃左动脉，No.9 淋巴结右侧清扫（▶ 视频 4）

切除胃左静脉，沿着胃左动脉和肝总动脉（CHA）清扫 No.9 淋巴结右侧（图 5-1-6）。

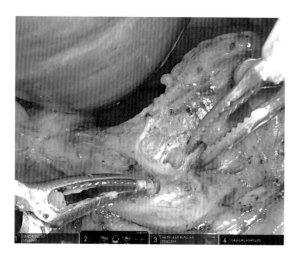

图 5-1-5　No.8a 淋巴结清扫

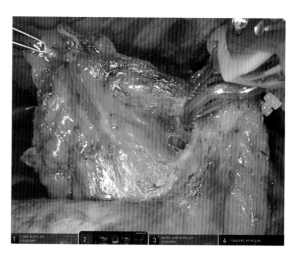

图 5-1-6　No.9 淋巴结右侧清扫

③ No.8p 淋巴结清扫（▶ 视频 5）

越过 CHA，从腹侧（图 5-1-7），或者从 CHA 的背侧（图 5-1-8）清扫 No.8p 淋巴结。在这个操作过程中，最大限度地利用机器人的多关节功能进行清扫。

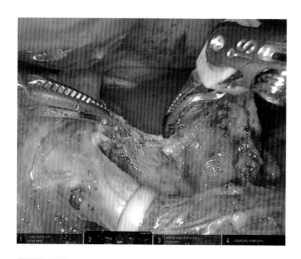

图 5-1-7　从腹侧进行 No.8p 淋巴结清扫

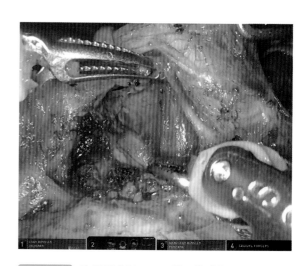

图 5-1-8　从背侧进行 No.8p 淋巴结清扫

（3）Step 3：胰切除，脾静脉切除

①在胰腺下缘确认肠系膜上静脉，隧道法游离胰腺，离断胰腺 （▶视频6）

　　在胰腺下缘确认结肠中静脉，循着它向头侧游离，就能到达肠系膜上静脉（SMV）(图5-1-9)，在胰颈部和SMV之间慎重地向头侧游离。切开覆盖SMV的被膜，在SMV外膜层进行游离。可以不显露胰腺实质，而且不会造成出血。在胰颈部进行隧道法游离，用自动切割闭合器离断胰腺（图5-1-10）。

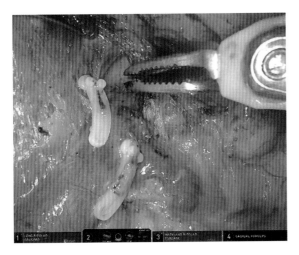

图 5-1-9　沿着MCV向中枢侧游离就可以确认SMV

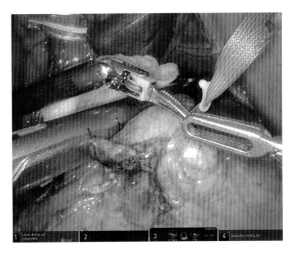

图 5-1-10　从助手侧用直线切割闭合器离断胰腺实质

②离断脾动静脉 （▶视频7）

　　在我们科室，一般切断胰腺之后，再离断脾动静脉，因为进行胰腺离断后，SMA前面就会显露出来，可以在非常好的视野下处理剩下的血管。切除周围神经丛后结扎离断脾动脉（图5-1-11）。根据脾静脉的直径，选择合适的切割闭合器进行离断（图5-1-12）。

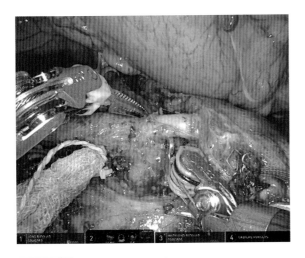

图 5-1-11　脾动脉的游离及离断

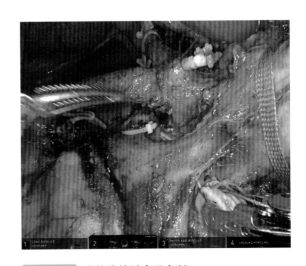

图 5-1-12　脾静脉的游离及离断

⑷ Step 4：肠系膜上动脉（SMA）周围的清扫，腹膜后淋巴结清扫

① SMA 左侧清扫（▶ 视频 8）

图 5-1-13 标识的是从 SMA 左侧到左肾静脉、左肾上腺、左肾的位置关系和层次解剖关系。用 3 号臂握住 No.14 淋巴结，用术野左手握住 SMA 周围神经丛进行对抗张力牵引，很容易就能分清淋巴结和神经丛的层面间隙（图 5-1-14）。

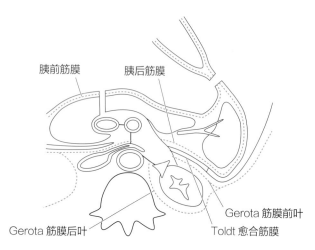

胰前筋膜　　胰后筋膜

Gerota 筋膜前叶

Toldt 愈合筋膜

Gerota 筋膜后叶

图 5-1-13 SMA 周围到后腹膜腔的解剖学构造

图 5-1-14 清扫 SMA 左侧

② 腹膜后淋巴结清扫（▶ 视频 9）

SMA 左半圈向背侧清扫时，可见后腹膜非常清晰的层次结构。显露出左肾静脉，确认左肾上腺静脉，左肾上腺静脉是重要的解剖学标志之一。切除左肾上腺与否，其游离层次是不一样的（图 5-1-15）。针对胰腺癌的 DP，原则上 Gerota 筋膜要一并切除，将横结肠系膜向尾侧游离，即可确认 Gerota 筋膜。在露出左肾被膜的层次进行切除（图 5-1-16）。

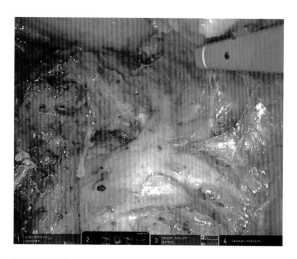

图 5-1-15 确认左肾上腺静脉

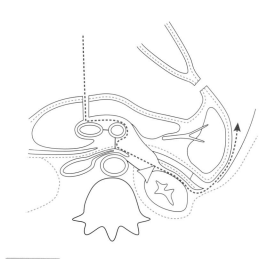

图 5-1-16 后腹膜腔清扫界限

（5）Step 5：手术结束

处理胰切除断端，放置引流管

我们科室定型化的 D2 清扫、胰体尾部切除术后如图 5-1-17 所示。在胰腺切除断端放置防粘连膜，并用防粘连生物胶喷雾进行保护（图 5-1-18）。在胰腺切除断端和左横膈膜下留置 19Fr J-Vac 引流管各一根。

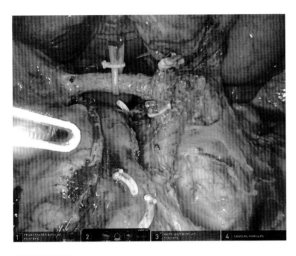

图 5-1-17　切除结束后

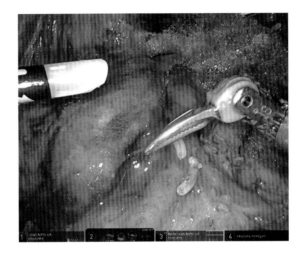

图 5-1-18　处理胰腺断端

参考文献

[1] Xiangdong N, et al. Comparison of surgical outcomes of robot-assisted laparoscopic distal pancreatectomy versus laparoscopic and open resections: a systematic review and meta-analysis. Asian J Surg 2019; 42: 32–45.

[2] Gianluca R, et al. Robotic versus laparoscopic surgery for spleen-preserving distal pancreatectomies: systematic review and meta-analysis. J Pers Med 2021; 11: 552.

[3] Bhandare MS, et al. Minimally invasive surgery for pancreatic cancer-are we there yet?: a narrative review. Chin Clin Oncol 2022; 11: 3.

[4] Nassour I, et al. Long-term oncologic outcomes of robotic and open pancreatectomy in a national cohort of pancreatic adenocarcinoma. J Surg Oncol 2020; 122: 234–242.

第五章　胰腺

二、 `Case Report` 机器人辅助下左肾联合胰体尾部切除术

病例 70多岁，女性。

在胰尾部发现有 30mm 的肿瘤性病变，伴有脾静脉、左肾静脉、左肾上腺及左肾浸润（图 5-2-1、图 5-2-2）。结合活检结果诊断为胰体尾部癌 T4N0M0，浸润左肾，术前以 GEM+nab-PTX 为方案进行了 2 个周期化疗。未发现明显的远处转移，判断可行根治切除术后，对其施行了手术。

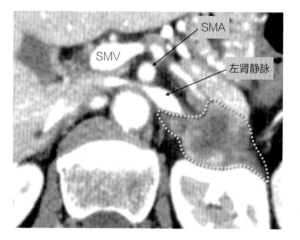

图 5-2-1 肿瘤浸润到左肾静脉的背侧

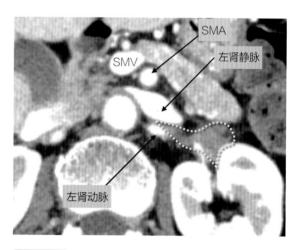

图 5-2-2 左肾动脉周围也有肿瘤浸润

术式要点

肿瘤浸润到左肾静脉以及左肾实质，需要联合左肾切除。特别是肿瘤浸润到左肾静脉背侧，单纯从腹侧入路很难保证切缘干净。因此需要采用后腹膜入路，在肾脏背侧先进行游离，以确保足够的切缘（图 5-2-3）。

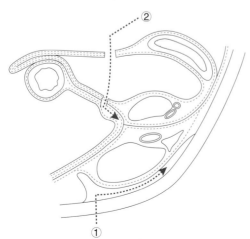

图 5-2-3 后腹膜先行游离（①），之后再从腹侧入路进行游离（②）

● 104 ●

（1）先行游离后腹膜（▶视频1）

进入后腹膜腔，游离左肾，在露出髂腰肌的层面进行游离（图5-2-4）。从背侧到腹主动脉左侧缘进行剥离，就可安全地显露出左肾动静脉根部（图5-2-5）。

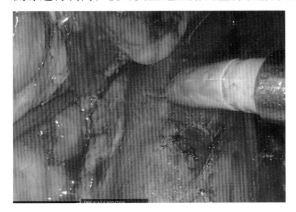

图 5-2-4　腹膜后入路显露出髂腰肌

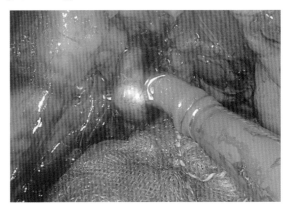

图 5-2-5　确认左肾动脉

（2）从腹侧开始的腹主动脉入路方式

胰腺上缘清扫、离断胰腺、脾动静脉的离断与常规 DP 一样（▶视频2）。SMA 周围清扫后，与之前游离的后腹膜腔相通。显露出主动脉正面的同时，从尾侧依次处理脉管。按照输尿管→肾动脉（图5-2-6）→肾静脉（图5-2-7）的顺序进行处理（▶视频3）。由于肾动脉通常在肾静脉背侧走行，如果只采用腹侧入路法，可能很难先处理肾动脉。如果先游离后腹膜腔，由于其周围视野良好，可以更加安全处理肾动脉。请参考清扫结束后的图（图5-2-8）。

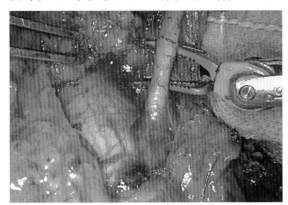

图 5-2-6　左肾动脉的处理

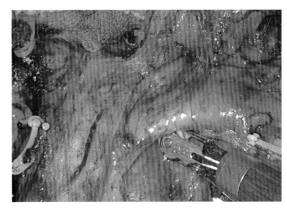

图 5-2-7　左肾静脉的处理

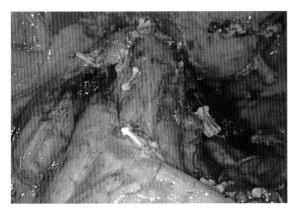

图 5-2-8　切除结束之后

三、机器人辅助下胰头十二指肠切除术

1 术前准备

(1) 体位、手术器械配置 (图 5-3-1)

患者采取全身麻醉下仰卧位。双臂张开，左下肢外展（因为右腿展开时会对 1 号臂造成干扰）。床旁机械臂（Patient cart）从患者左侧导入，头侧稍高 10°。第一助手站在患者的右侧或两腿之间，第二助手站在患者的左侧，基本上由第一助手进行术野展开、吸引、上血管夹和夹持等操作。

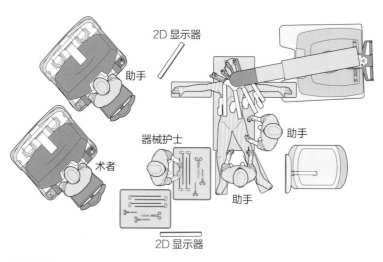

图 5-3-1 器械配置

(2) 戳卡配置

戳卡配置如图 5-3-2 所示，本术式使用 3 个达·芬奇专用 12mm 戳卡（②③④），2 个达·芬奇专用 8mm 戳卡（①⑤）。追加 1 个助手用腹腔镜 12mm 戳卡（⑥）。为了改善肝脏游离时和空肠周围游离时的操控性，在脐水平向尾侧 1 横指处放置戳卡。

手术顺序：由于该手术根据不同的场景分别使用②和③号戳卡当作腹腔镜专用孔，适当地向左右移动 3 号臂和 4 号臂，重新连接到戳卡上。③是腹腔镜头时将②作为助手用戳卡使用，为了保持气腹需要放入一个内筒戳卡。把腹腔镜移到②时，⑤是助手用戳卡，⑥作为助手用戳卡主要供第一助手用于进出纱布、吸引止血和术野展开等操作。助手用戳卡根据实际情况还可追加一个。

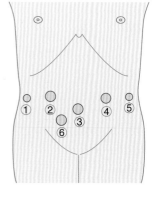

图 5-3-2 戳卡配置

2　手术流程

（1）Step 1：术野展开，胃离断

①术野展开（▶视频1）

用1-0尼龙线缝合肝圆韧带，向腹侧或头侧收紧。接着，从剑突部插入肝脏拉钩，用开创器将肝脏向头侧抬起，展开术野。

②游离胆囊，悬吊肝脏（▶视频2）

将胆囊从肝床游离，如妨碍视野，则应切断胆囊管，同时摘除胆囊，移到视野外，稍后与标本一起回收。抓持残留在肝侧的胆囊浆膜，使用组织拉钩（Organ retractor）连接硅胶带进行术野展开，将其固定在横膈膜上，从而将肝右叶悬吊起来。

③打开网膜囊，游离横结肠肝区（▶视频3）

切开胃结肠韧带，打开网膜囊，将左侧游离至胃网膜左动静脉前，然后向右侧游离。将网膜囊右侧切开，游离结肠肝曲。由于与①号戳卡太近，操作较为困难，但为了便于后续的Kocher手法游离，尽可能向下游离横结肠肝曲（图5-3-3）。

④离断胃（▶视频4）

游离胃后壁和胰腺前面组织，预定在幽门环口侧2cm处离断胃，在同一水平处理胃网膜动静脉，接着切开小网膜，同样处理胃右动脉，用自动切割闭合器离断胃（图5-3-4）。

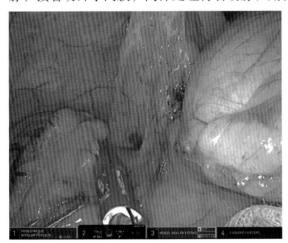

图 5-3-3　游离肝曲

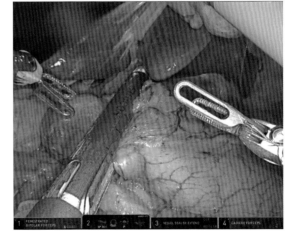

图 5-3-4　离断胃

（2）Step 2：肝十二指肠韧带的清扫，Kocher手法游离，胰腺隧道法游离

① No.8～No.12淋巴结清扫，直到显露出门静脉为止（▶视频5）

十二指肠断端用3-0 PDS线缝合，将结扎的长线尾从右上腹导出体外，通过牵引线使胰头部向右展开。与胰体尾部切除术一样，原则上在神经外侧层（Outermost layer）进行清扫。在胰头部显露出胃十二指肠动脉（GDA），一边清扫一边确认肝总动脉和肝固有动脉（图5-3-5）。试验性夹闭后离断GDA（图5-3-6），在其背侧显露出门静脉，周围清扫后接着进入下个步骤。一般来说，胆管切离都是最后进行的，但在肝右动脉（RHA）从SMA分离出来的病例，也可以先游离胆管并用血管带牵开备用。

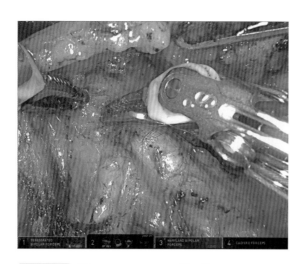
图 5-3-5 清扫 No.8a、No.12a 淋巴结

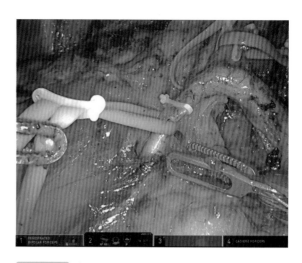
图 5-3-6 离断 GDA

②胰腺隧道法游离 （▶ 视频 6）

转换到胰腺下缘游离，从胰头部开始游离横结肠系膜前叶，处理副右结肠静脉，确定肠系膜上静脉（SMV），此时一并离断 GCT。接着，剥离胰颈部和门静脉（PV）、SMV 之间，完成隧道法游离（图 5-3-7）。

在该操作结束后，变更腹腔镜位置（腹腔镜由③→②，3 号臂由④→③，4 号臂由⑤→④）。

③ Kocher 手法游离 （▶ 视频 7）

将腹腔镜位置移至患者右侧，这样可以更清楚地观察到后腹膜游离操作。利用 4 号臂将切除的十二指肠向患者左侧抬起后，为避免引起胰头部的副损伤，使用纱布仔细地向左侧展开。从后腹膜游离胰头部（图 5-3-8），直到显露出左肾静脉，确认 SMA 根部为止。此时，将肝曲部的脂肪进行结扎，将结扎线提出体外，向尾侧拉伸和展开。

在游离结束后，将腹腔镜恢复至原来位置。

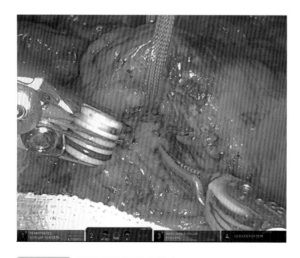
图 5-3-7 胰腺隧道法游离结束

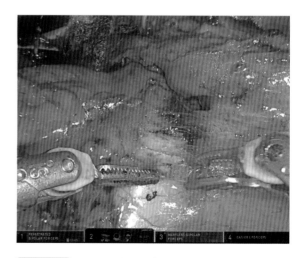
图 5-3-8 Kocher 手法游离

（3）Step 3：空肠离断，Treitz 韧带根部间隙闭合

空肠离断 （▶ 视频 8）

将横结肠系膜抬高，游离空肠起始部周围。用自动切割闭合器离断空肠，处理空肠系膜（图

5-3-9)。切断 Treitz 韧带，将空肠向右侧移动，并在此时关闭系膜小孔（图 5-3-10）。

这里再次变更腹腔镜位置（腹腔镜由③→②，3 号臂由④→③，4 号臂由⑤→④）。

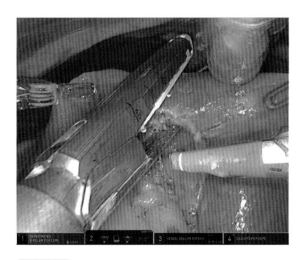

图 5-3-9　离断空肠

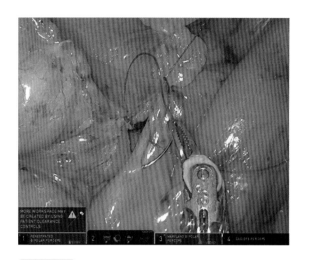

图 5-3-10　关闭系膜缺损

（4）Step 4：离断胰头神经丛，胰腺离断，胆管离断，标本摘除

① IPDA 的离断（▶视频 9）

用 1 号臂向右侧展开胰头，用 4 号臂慎重地抓提门静脉或 SMA 神经丛，向左侧展开，在保存 SMA 神经丛的层次处理第二胰头神经丛，确认 IPDA 并离断（图 5-3-11）。

②离断胰腺

进行神经丛离断，到达胰腺下缘时离断胰腺。使用自动切割闭合器切断胰腺颈部（图 5-3-12）。

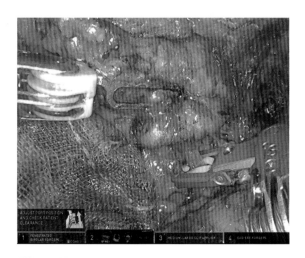

图 5-3-11　切断 IPDA

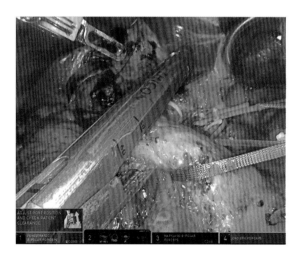

图 5-3-12　离断胰腺

③离断胆管（▶视频 10）

接着向头侧进行神经丛离断，与刚才的层相通，最后游离胆总管周围，用金属血管夹夹闭头尾侧，并离断胆总管（图 5-3-13），摘除标本（图 5-3-14）。

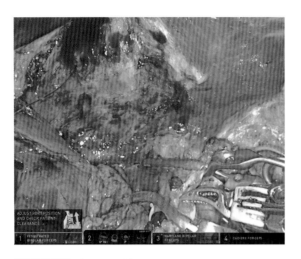

图 5-3-13　离断胆总管

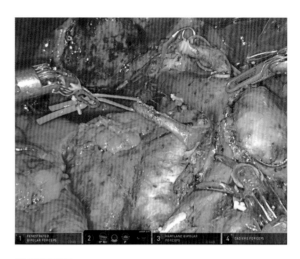

图 5-3-14　切除完成图

(5) Step 5：**重建**（将腹腔镜等放回最初的位置）

①胆管空肠吻合

　　选用 13mm 针、4-0 的单丝吸收线。最初在后壁中点结扎（图 5-3-15），用来固定可脱落支架（图 5-3-16）。后壁为连续缝合，前壁为单结缝合（图 5-3-17，图 5-3-18）。

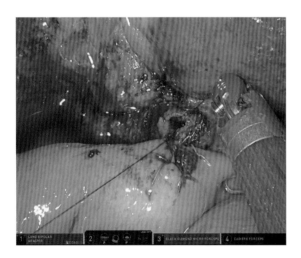

图 5-3-15　后壁中点的缝合

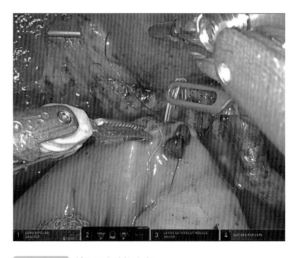

图 5-3-16　放置可脱落支架

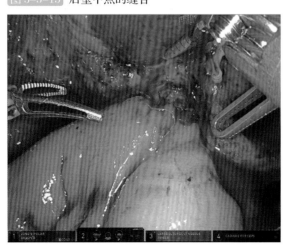

图 5-3-17　后壁缝合结束

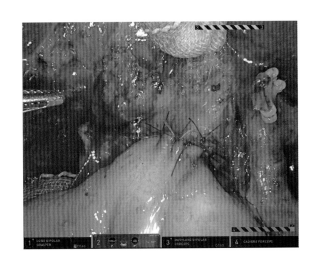

图 5-3-18 吻合完成图

②胰空肠吻合和胃空肠吻合与开腹手术操作一样

重建结束后用生理盐水冲洗腹腔，留置引流管。在胰空肠吻合口前面、背面和胆管空肠吻合口背面各留置 1 根引流管，共计 3 根，最后关闭切口，手术完成。

第六章　结肠

一、理念及适应证

1 背景

　　机器人辅助下结肠切除术是从 2022 年 4 月开始被纳入医疗保险适用范围的新手术方式。从国外的报告来看，机器人手术与腹腔镜手术相比，虽然具有出血少、并发症少等优点，但手术时间长、费用高，目前仍处于发展阶段。但是，机器人辅助下直肠切除术自从被纳入医疗保险之后，发展迅速，相信机器人辅助下结肠手术今后也会迎来快速发展期。

2 理念

　　机器人手术，从机器的特性出发，从特定的方向入路更能感受到机器人的魅力所在。另外，机器人手术的特点是能够获得更加稳定而持久的牵引力。考虑到这些特点，我们为结肠癌的入路方式选择了内侧入路及腹膜后入路。

3 适应证

　　基本上，所有结肠切除手术都适用于机器人手术。但是，肠管扩张及肠梗阻的病例除外。这是考虑到机器人手术最大的缺点，即缺乏触觉，可能造成吻合时肠液漏出。另外，对于 T4b 病例，并考虑联合脏器切除的病例，也基本上采用机器人手术来进行。

二、器械设置

1 钳子和能量装置选择

①单极弯剪，② 30°斜视镜，③双极电凝抓钳、血管凝固装置（SureForm），④尖端上弯双孔抓钳（图6-2-1）。

首先，使用尖端上弯双孔抓钳（④）和助手钳进行术野展开，单极弯剪（①）和双极电凝抓钳（③）进行精细手术操作。

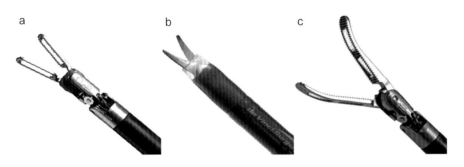

图 6-2-1 钳子和能量装置

a.双极电凝抓钳　b.单极弯剪　c.尖端上弯抓钳

2 器械位置

从患者左侧导入床旁机械臂（Patient cart），在患者两腿之间和左下肢外侧各一名助手（图6-2-2）。

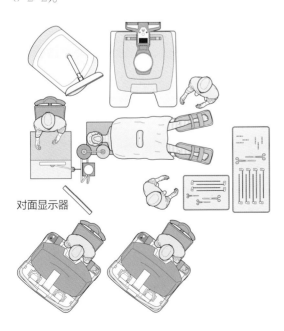

对面显示器

图 6-2-2 器械布局

3 体位、戳卡位置

患者采取截石位，双手臂收拢紧靠躯干（图6-2-3），测试头低位和右侧低位，确认是否安全（图6-2-4）。

戳卡配置如图6-2-5所示。本术式从外科干的血管周围进行游离，一直到肝曲游离，操作范围相对较广。第1戳卡经脐放置。用切口保护套和单孔器械装好腹腔镜用12mm戳卡。采用单孔戳卡套卡，是为了之后取出标本。达·芬奇用8mm戳卡（①②④）3个，达·芬奇用12mm戳卡（③）1个，腹腔镜用5mm戳卡（⑤）1个，共6个端口进行。①在右髂前上棘内侧，②与①在相同高度的右侧脐内侧壁和外侧壁之间，③在左脐内侧壁和外侧壁，比②靠近尾部2横指的位置。对于体形较小的患者，为了避免钳子之间的干扰，②③④端口整体向左头侧偏移，⑤为第一助手用。

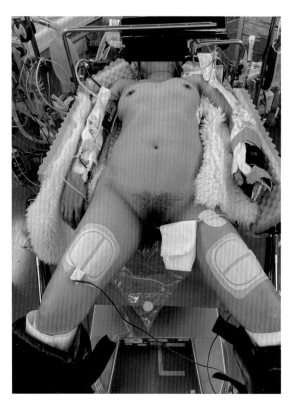

图 6-2-3 患者体位

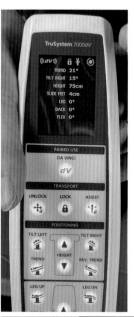

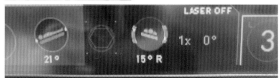

图 6-2-4 头低位和右侧低位

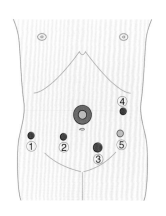

图 6-2-5 戳卡放置

116

4 机器人导入步骤

　　首先进行腹腔内的观察，随后轻度头低位将横结肠移向头侧，小肠移向盆腔内，以便于广泛游离外科干周围。然后从左侧导入床旁机械臂（Patient cart），但也可以从右侧导入，这可以根据手术室的情况而定。图 6-2-5 的①～④与 daVinc 机械臂对接，②作为腹腔镜戳卡孔。视野中心为上腹部正中稍右侧，然后按①④③的顺序插入手术钳子，确认机械臂间、臂与患者（特别是下肢）之间有无干扰，做适当调整。

三、机器人辅助下结肠切除术的手术步骤

1 腹腔内观察，小肠排列 （▶ 视频 1）

戳卡放置后，在达·芬奇导入前进行腹腔内探查，观察有无腹膜播种、腹水，以及肿瘤位置的确认。接着将小肠置入盆腔内，使肠系膜上静脉（SMV）前面平展开来，首先确认血管走行。如果横结肠较长，且向尾侧下降，就采用稍微头低位。

2 内侧游离 （▶ 视频 2 前半部分）

机器人的视野中心设置为上腹部正中偏右侧。采用尖端上弯抓钳向腹侧牵拉回结肠动静脉（ICAV），以系膜凹陷为解剖学标记，确定腹膜切开线（图 6-3-1）。另一把钳子抓住对侧腹膜形成对抗张力，进行腹膜切开。切开后空气进入后腹膜空间，在疏松的结缔组织层中扩大内侧游离空间。在头侧确定十二指肠后，有意识地进入十二指肠腹侧层，充分游离开 ICAV 和十二指肠之间的间隙。

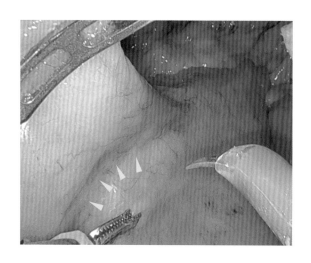

图 6-3-1 系膜凹陷处是切开的解剖学标记

3 ICAV 周围的淋巴结清扫 （▶ 视频 2 后半部分）

沿着内侧游离的层次设想 ICV 分叉部，在血管分叉部的尾侧游离出 SMV。把 SMV 表面覆盖的腹膜向腹侧提起，显露出 SMV 前面比较疏松的层次。

3 号臂采用的是美利兰双极电凝，且左右臂都可以抓持组织，在血管周围清扫时可以既作为术野展开又进行手术游离操作，且美利兰双极电凝的热损伤相对较小，比较安全。

维持在正确的层次，沿着 SMV 左侧的清扫界限游离肠系膜（图 6-3-2）。如果 ICA 走行于 SMV 腹侧，则在 SMV 左侧首先离断该血管。如果 ICA 在背侧走行，则可在 ICV 根部进行事先处理，再

沿着 SMV 的右侧缘进行清扫，用尖端上弯抓钳向垂直 SMV 的方向牵拉 ICV，这样容易显露血管（图 6-3-3）。

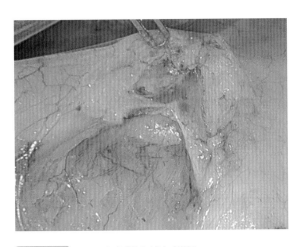

图 6-3-2　SMV 左侧缘为清扫界限

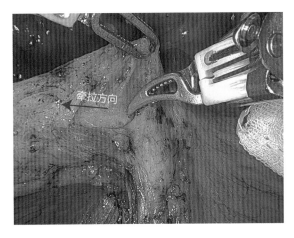

牵拉方向

图 6-3-3　向 SMV 垂直的方向牵拉 ICV

4　SMV 腹侧清扫（▶视频 3）

　　沿着 SMV 向头侧游离，用尖端上弯抓钳抓提回结肠动静脉（ICAV），助手钳子在 SMV 延长线上向头侧、腹侧牵拉横结肠系膜，显露前进方向。在游离 SMV 右侧系膜时，务必确认十二指肠向背侧完全游离下去，避免损伤十二指肠和胰腺等重要组织。途中如果遇见右结肠动脉，则适当地进行血管夹闭、离断（图 6-3-4）。

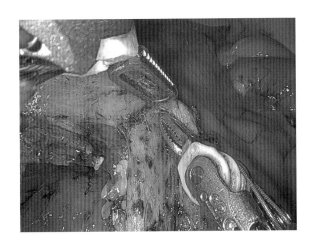

图 6-3-4　RCA 分叉部

5　MCA 周围淋巴结清扫 （▶视频 3）

　　继续沿着 SMV 左侧缘向头侧清扫，则可以确认中结肠动脉（MCA）。沿着 MCA 的主干右侧切开系膜根部，显露出 MCA 的右支及左支，并离断右侧分支（图 6-3-5）。MCA 根部需要清扫的病例，可以修正清扫界面向 SMA 左侧缘（图 6-3-6）。动脉离断后，沿着 SMV 腹侧进行游离，确认胃结肠静脉干（GCT）的汇合部。

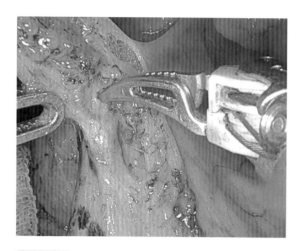

图 6-3-5　离断 MCA 右支

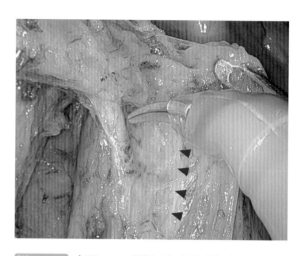

图 6-3-6　离断 MCA 根部（红色箭头部为 SMA）

6　十二指肠腹侧、胰腺前面的游离 （▶视频 4）

　　SMV 腹侧清扫的过程中，游离 SMV 与十二指肠、胰腺之间的系膜，从内侧一直向头侧游离，十二指肠前面是最疏松的、最容易游离的，可以一直紧贴着十二指肠表面游离到十二指肠球部（图 6-3-7）。游离十二指肠的同时，把胰腺前面周围也游离开，此时需要注意避免胰腺损伤，胰腺表面一层很薄的膜需要保留下来（图 6-3-8）。尖端上弯抓钳向腹侧牵拉系膜离断端，做成一个内侧游离的入口，用 Fenestrated Bipolar Forceps（FB）向腹侧靠近术者一侧牵拉，用马里兰双极电凝向背侧游离肠系膜之外的组织。

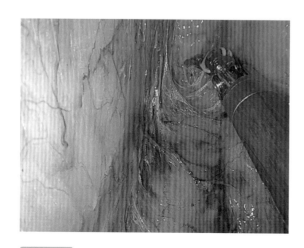

图 6-3-7　十二指肠腹侧游离

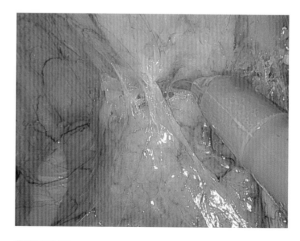

图 6-3-8　十二指肠前面的游离

7 离断 GCT 汇入静脉 （▶ 视频 4）

沿着十二指肠和胰腺前面游离，就可显露汇入胃结肠静脉干（GCT）的副右结肠静脉（aRCV）（图 6-3-9）。继续游离，则可见胃网膜右静脉、胰十二指肠上前静脉（ASPDV）。有的病例 ASPDV 可以有多个属支，要注意比较细小的属支，勿引起出血。仅离断副右结肠静脉（aRCV），完成整个淋巴结清扫。离断副右结肠静脉（aRCV）之后，网膜右血管周围的组织按照《日本胃癌规约》定义则属于 No.6 组淋巴结，此处的脂肪组织有别于结肠系膜的脂肪组织，通过鉴别细微的脂肪颜色，确定游离层面（图 6-3-10）。

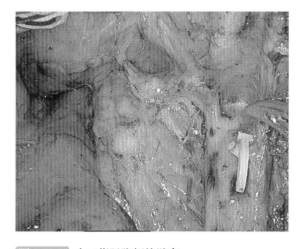

图 6-3-9　十二指肠腹侧的游离

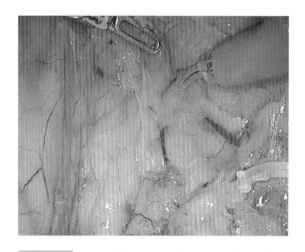

图 6-3-10　游离 No.6 组淋巴结与结肠系膜之间间隙

8 头侧入路 （▶ 视频 5）

头侧游离结束时在十二指肠腹侧放置一块纱布当作标记。患者采取稍微头高位，助手钳子向尾侧牵拉横结肠，这样可以确认到十二指肠腹侧留置的纱布，在纱布表面切开肝结肠韧带，与内侧游离层面相互连通（图 6-3-11）。用尖端上弯抓钳牵拉切开的肝结肠韧带头侧，用双极抓钳牵拉尾侧，随着切开的推进适当持续地牵拉，推进手术。

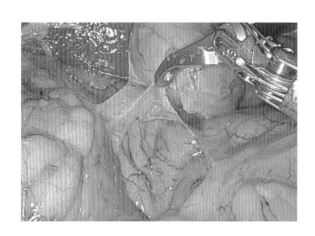

图 6-3-11　与内侧游离层面相通

9　外侧入路 <small>▶ 视频6</small>

患者采取头低位，把小肠向头侧移出到术野外。尖端上弯抓钳向头侧及腹侧牵拉盲肠，双极钳进行对抗张力牵拉，沿着右侧髂总动脉腹侧切开后腹膜（图6-3-12）。内侧切开一直延续到十二指肠水平段。调整盲肠牵拉角度，向外侧游离，与之前的内侧游离层面相通（图6-3-13）。尖端上弯抓钳向头侧左侧牵引，力度逐渐变强，与头侧游离相通后，完成整个游离操作（图6-3-14）。

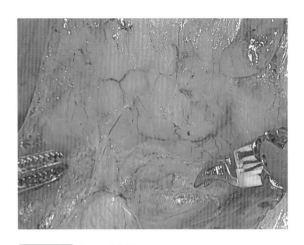

图6-3-12　切开后腹膜

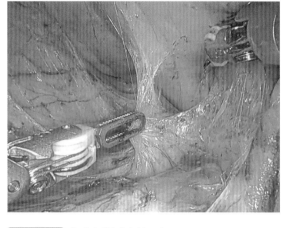

图6-3-13　与内侧游离层相通

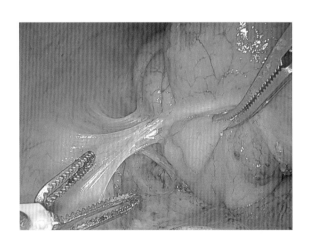

图6-3-14　外侧游离

10　肠系膜处理，肠管离断 <small>▶ 视频7</small>

肠系膜处理从小肠侧开始。从背侧向腹侧沿着肠管与边缘动脉之间切开肠系膜，与腹侧相通后用直线切割闭合器（SureForm 60mm）离断回肠（图6-3-15）。沿着回肠离断部向着清扫中枢侧用血管凝固装置离断肠系膜（图6-3-16），肠系膜处理结束之后，静脉注射ICG进行肠系膜血流确认（图6-3-17，图6-3-18）。用SureForm 60mm蓝钉离断结肠，标本用腹腔镜回收袋保存好，放在不干扰吻合的位置。

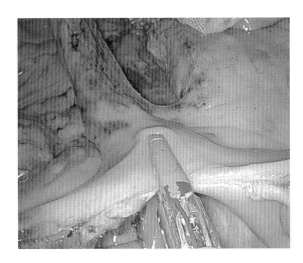

图 6-3-15　小肠系膜处理

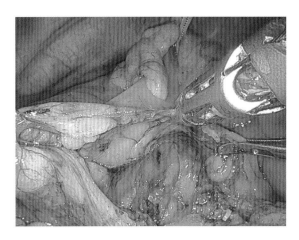

图 6-3-16　结肠系膜处理

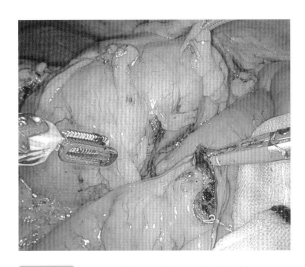

图 6-3-17　ICG 血流确认（近红外线照射前）

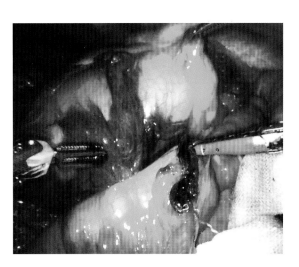

图 6-3-18　ICG 血流确认（近红外线照射后）

11　体腔内吻合（▶视频 8）

　　采用腹腔内的 Overlap 吻合。腔内吻合对术野要求较高，患者采取头低位，使吻合肠管尽量远离主操作孔，这样有利于吻合。打开小孔的一瞬间可能有肠液流出，因此首先用纱布放在背侧（图 6-3-19）。从结肠断端向肛侧 8cm 处的系膜对侧进行标记，打开一个小孔（图 6-3-19）。孔不宜过大，这样有利于后续的关闭，但是过小的话，可能导致直线切割闭合器置入时比较困难，小肠侧孔紧贴着小肠断端肠系膜对侧打开（图 6-3-20），相对小肠来说，结肠的活动度更小，插入困难，因此建议先将直线切割闭合器的钉仓侧首先放入结肠侧（图 6-3-21），再将金属底座侧放入小肠（图 6-3-22）。共同开口缝合 3 针作为支撑线，采用直线切割闭合器垂直肠管关闭共同开口（图 6-3-23、图 6-3-24）。如果切除的结肠过多，可能导致吻合口出口狭窄，因此建议最低限度地切除结肠。共同开口关闭后，整个小肠断端闭合钉与共同开口的闭合钉成 T 字形。

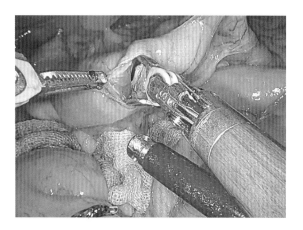

图 6-3-19　结肠侧打开一个小孔，背侧放入纱布

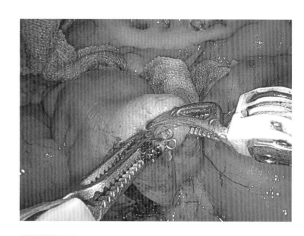

图 6-3-20　小肠侧打开一个小孔

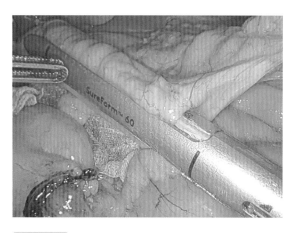

图 6-3-21　结肠侧插入直线切割闭合器

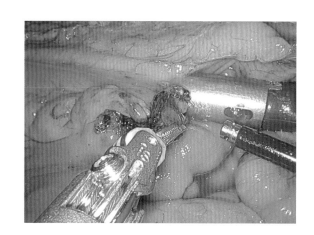

图 6-3-22　吻合

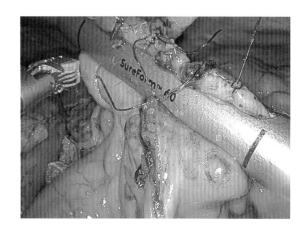

图 6-3-23　关闭共同开口

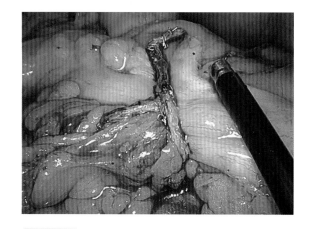

图 6-3-24　吻合后整体效果图

12　腹腔冲洗、关腹

适当延长正中切口，取出标本。进行腹腔内冲洗，为了降低腹腔内感染的风险，腹腔内吻合的病例建议用3000mL生理盐水进行腹腔内彻底冲洗。此外，戳卡孔关闭时，12mm的戳卡孔筋膜须缝合一针，防止腹壁切口疝发生，5mm以及8mm的戳卡仅真皮缝合即可，手术完成。

第七章　直肠

一、理念及适应证

1 背景

日本 2018 年将机器人辅助下直肠癌切除术纳入医疗保险之后，该术式的开展迅速增加。在狭窄的盆腔内，具有稳定的 3D 术野，灵活的关节能在狭小空间内进行非常精细的操作，今后机器人辅助下直肠切除术，将会发挥更大的作用。

2 理念

首先充分地展开视野。只有视野足够良好，才能安全地进行手术。在腹腔镜手术中，助手是术野展开的最重要因素，但是在机器人手术中，术野展开主要靠术者的 3 号臂。助手的工作主要集中在把直肠往盆腔外牵拉，保持正确的视野。要知道：腹腔镜手术是助手主导，但机器人手术是术者主导，这是需要我们理解的。

3 适应证

基本上所有的直肠切除术都适用于机器人手术。T4b 病例需要同时将其他脏器联合切除时，虽然技术上是很难的，但也可以根据每个医院团队的熟练程度开展该术式。此外，如果非常难的病例，需要预演，一旦发生并发症时，如何中转开腹等技术演练是需要具备的。此外，腹主动脉瘤的病例是需要除外的。

二、器械设置

1　钳子与能量装置的选择

①双极单孔抓钳，②30°斜视镜，③单极弯剪、马里兰双极抓钳、血管凝固装置、达·芬奇专用直线切割闭合器，④尖端上弯抓钳。

首先，尖端上弯抓钳（④）和助手的手术钳用于术野展开，双极单孔抓钳（①）用于精细的手术操作。

2　器械布局

将床旁机械臂（Patient cart）置于患者左侧稍微靠尾侧，助手位于患者的右侧（图7-2-1）。

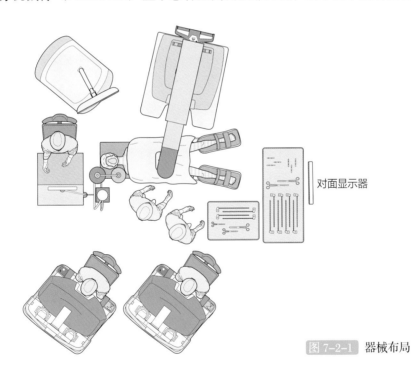

对面显示器

图7-2-1　器械布局

3　体位与戳卡

患者两手臂置于躯干两侧，采取截石位（图7-2-2），事先确认好头低位及右侧低位的角度是否安全（图7-2-3）。

戳卡位置见图7-2-4，需要考虑到头侧方向要游离到IMA根部，尾侧要游离到盆腔内，操作范围比较大。

第1戳卡经脐切开直视下放置，使用单孔器械套卡（Lap-protector与EZ access）（八光公司），

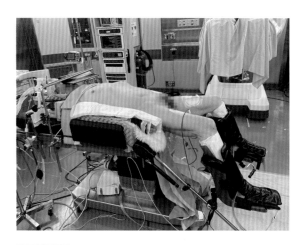

图 7-2-2　患者体位

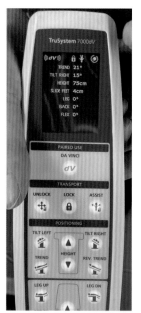

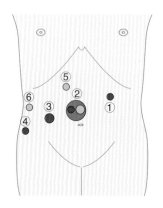

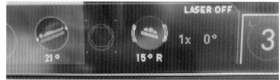

图 7-2-3　头低位及右侧低位

● 达·芬奇专用戳卡
（8mm 或 12mm）

○ 腹腔镜戳卡
（5mm 或 12mm）

⬤ 单孔器械套卡
（Lap-protector 与 EZ access）　图 7-2-4　戳卡位置

装入达·芬奇的 8mm 戳卡（②）与腹腔镜用 12mm 戳卡，该单孔器械也可以用于取出标本。右侧髂骨棘内侧放入达·芬奇专用 8mm 戳卡（④），②④的中间放置达·芬奇用 12mm 戳卡（③），④③②的延长线上放置达·芬奇用 8mm 戳卡（①），各戳卡之间保持 7cm 以上间距。剑突部 5cm 尾侧稍微靠右，避开肝镰状韧带放入助手用 5mm 戳卡（⑤），总共放置 6 个戳卡。①②③④用作达·芬奇机械臂，②用于腹腔镜镜头戳卡，⑤用作助手辅助戳卡。侧方淋巴结清扫或者放化疗后渗液较多的病例，建议再追加一个 5mm 戳卡（⑥）供助手专用。

4　装机顺序

首先腹腔内观察，患者采用头低位及右侧低位，使得小肠排列在右上腹部，显露出需要清扫的区域。之后，从左侧导入床旁操控台（Patient cart）。图 7-2-4 中的①~④达·芬奇机械臂安装好，安装腹腔镜镜头（②）。机器人视野中心设定为降乙交界。之后，按照①→④→③的顺序放入钳子，观察有无机械臂之间的干扰，适当地进行间隙调整。

三、直肠低位前方切除术 1

1 腹腔内观察，排列小肠（▶视频 1）

　　患者采用头低 20°、右侧低 10° 体位，把小肠向右上腹排列，显露出小肠系膜根部。小肠系膜根部显露困难的病例，至少要显露出十二指肠空肠曲，便于内侧游离时有明确的解剖参照（图 7-3-1）。术前口服了消除小肠泡沫的二甲硅油，这样可以减少小肠扩张，易于排列小肠（图 7-3-2）。排列小肠有时候是在盲区操作，因此建议在腹腔镜下排列好肠管之后，再接入机器人，这样可以减少因机器人无触觉所带来的小肠损伤等。

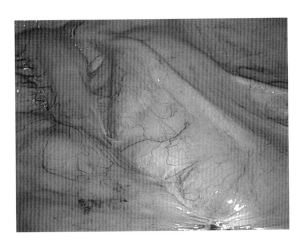

图 7-3-1　小肠排列之后

解剖学标志显示出来了。

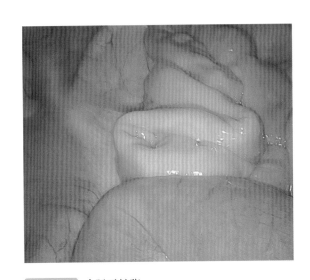

图 7-3-2　小肠无扩张

二甲硅油可以减少肠管内气泡。

2 内侧游离，IMA 根部离断（▶视频 2）

　　基本上采用尖端上弯抓钳（④），双极单孔抓钳（FB）（①）以及单极弯剪（③）进行操作。尖端上弯抓钳是用来展开直肠系膜以及游离操作的（图 7-3-3）。随着游离的推进，在中枢侧操作时，尖端上弯抓钳则需要稍微弯曲抓提 IMA，这样就不会干扰操作了（图 7-3-4）。

　　IMA 尾侧背侧游离推进时，可见右侧腰内脏神经的结肠分支。接着紧贴 IMA 头侧的神经外侧层（Outermost layer）进行游离，离断腰内脏神经的结肠分支，切开 IMA 周围的神经鞘，显露出 IMA 之后用血管夹夹闭，离断 IMA（图 7-3-5，图 7-3-6）。

　　神经鞘用双极单孔抓钳（FB）游离 3/4 周，便于血管夹夹闭。

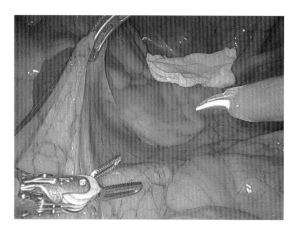

图 7-3-3 内侧游离开始

尖端上弯抓钳展开术野。

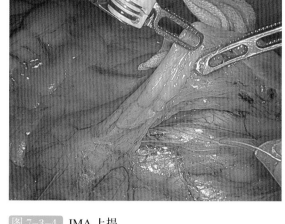

图 7-3-4 IMA 上提

尖端上弯抓钳弯曲抓提 IMA，避免干扰操作。

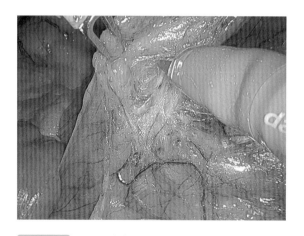

图 7-3-5 IMA 左侧神经外侧层（Outermost layer）

可以看清神经。

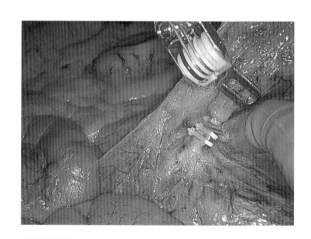

图 7-3-6 IMA 离断

血管夹夹闭之后，进行离断。

3 清扫 IMA 根部（▶视频 3）

　　显露 IMA 头侧及 IMV 周围的降结肠系膜。根据 IMV 周围以及后腹膜的脂肪色泽及毛细血管的细微差别可以辨识降结肠系膜（图 7-3-7）。沿着该层向 IMA 左侧拓宽游离层面，即可显露出 No.253 淋巴结的左外侧缘。No.253 淋巴结的离断如果只用单极电剪，可能会造成术后乳糜漏，一般建议用血管凝固装置充分地凝固之后再进行离断（图 7-3-8）。

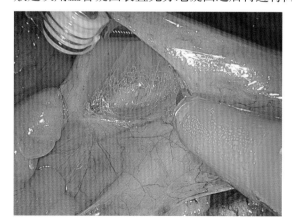

图 7-3-7 IMV 背侧游离

从 IMV 背侧很容易进入正确的游离层次。

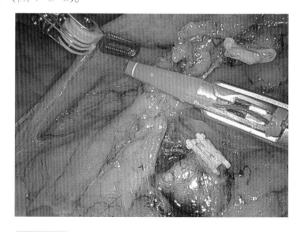

图 7-3-8 No.253 淋巴结外侧离断

充分凝固后离断，防止乳糜漏。

4 从内侧游离到外侧游离 （▶视频 4）

　　助手抓提降结肠系膜，乙状结肠系膜用尖端上弯抓钳展开，进行内侧游离。双极单孔抓钳
（FB）从系膜背侧上抬系膜，使系膜与后腹膜之间成垂直方向的张力，把层与层之间的泡沫状疏松
层显露出来，用单极弯剪（③）向背侧游离肠系膜之外的组织（图 7-3-9）。用 1 号臂尖端上弯抓
钳从背侧抓提直乙交界右侧的系膜进行视野展开，这样就和腹腔镜手术时的三角展开类似，可以从
内侧游离一直推进到直肠的尾侧（图 7-3-10）。

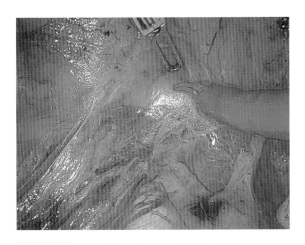

图 7-3-9 沿着泡沫状疏松层进行内侧游离

注意 1 号臂位置及角度。

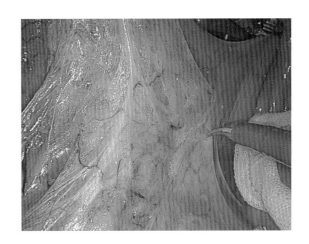

图 7-3-10 直乙交界游离的术野展开

继续游离一直到直肠肛侧。

5 外侧游离 （▶视频 5）

　　助手牵拉乙状结肠向盆腔外侧，以显露乙状结肠生理性粘连。切开生理性粘连处与内侧游离相
通。助手牵拉降结肠脂肪垂向内侧，面状展开（图 7-3-11）。抓提组织的双极单孔抓钳（FB）与游
离部位的组织要成直角，这样有利于离断组织，否则容易引起组织碳化损伤。进行直乙交界处游离
时，助手抓提直肠左侧系膜，尖端上弯抓钳牵拉直肠上段（Ra）左侧，进行游离（图 7-3-12）。

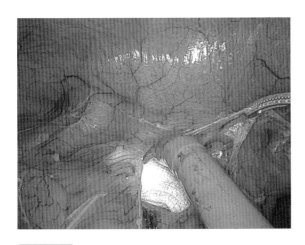

图 7-3-11 游离外侧粘连

尖端上弯抓钳从外侧牵拉腹膜形成张力对抗。

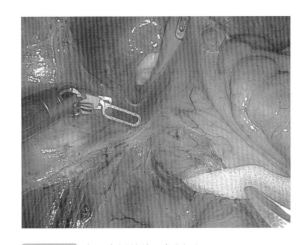

图 7-3-12 直乙交界处的左侧展开

助手与尖端上弯抓钳以及双极单孔抓钳（FB）形成三角形
牵拉。

6 体位变换

调整体位左右水平，让乙状结肠尽量不要向右侧下垂。紧接着悬吊精囊腺周围的腹膜或者子宫悬吊，以便于直肠低位视野展开。

7 直肠 Ra–Rb 游离（▶ 视频 6）

进行直肠游离时，助手用纱布展开视野。纱布在直肠肛侧最深处包绕牵拉直肠，防止直肠扭转。尖端上弯抓钳把乙状结肠挡开防止其滑向盆腔内，优先游离直肠背侧（图 7-3-13）。用双极单孔抓钳（FB）纵向推直肠的背侧，这样有利于直肠远离盆腔方向把直肠向外侧牵拉，确保深部游离时直肠张力。之后，参照背侧游离线延伸左右离断线，使腹膜游离到侧方韧带附近（图 7-3-14）。

侧方韧带的肛侧直肠上段（Ra）侧壁游离，显露出固有筋膜（图 7-3-15），再次确认侧方韧带之后，进行离断（图 7-3-16）。

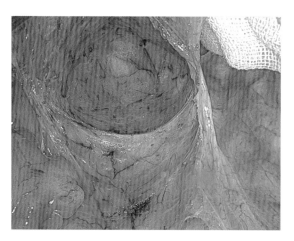

图 7-3-13 直肠背侧游离

条件允许则一直游离到肛提肌附近。

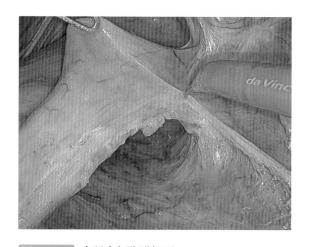

图 7-3-14 直肠右侧腹膜切开

一直游离到侧方韧带周围，切开腹膜。

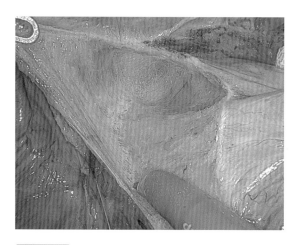

图 7-3-15 直肠左侧游离

显露出直肠左前侧壁的固有筋膜。

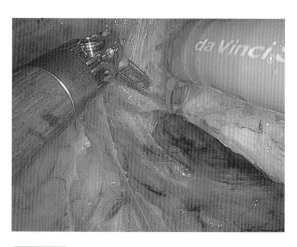

图 7-3-16 直肠左侧游离

离断侧方韧带。

8 直肠 Rb 游离 （▶视频 7）

进行肛管内游离或者腹会阴直肠切断术时，沿着完全显露肛提肌的层次进行游离。尾骨腹侧水平的肛提肌进行广泛游离后（图 7-3-17），神经血管束（NVB）周围游离会变得容易些。侧方韧带到骨盆神经下丛的直肠分支周围有一个无血管区域，在该区域的背侧游离直至前后相通，这样可以减少出血（图 7-3-18，图 7-3-19）。离断左右骨盆神经下丛的直肠分支伴行血管后，继续向前壁进行游离，直至肛管内，完成游离（图 7-3-20 ～ 图 7-3-22）。

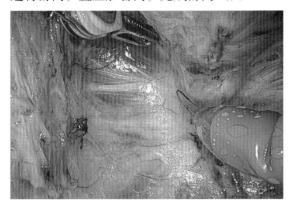

图 7-3-17 直肠背侧游离

把 NVB 背侧游离出来，显露出肛提肌。

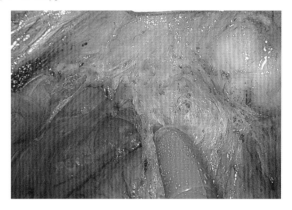

图 7-3-18 直肠左前侧游离

左侧的无血管区域与背侧的游离间隙连通。

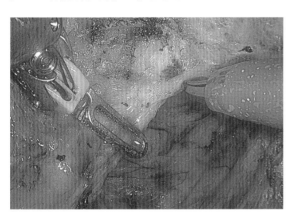

图 7-3-19 游离直肠前右侧

右侧无血管区域与背侧相通。

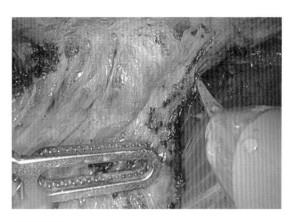

图 7-3-20 直肠前壁游离

离断骨盆神经下丛的直肠分支和伴行血管。

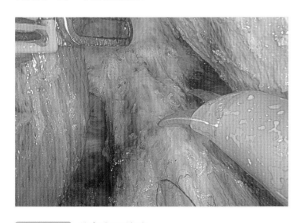

图 7-3-21 游离直肠前壁

离断神经与血管之后，可以继续进行游离。

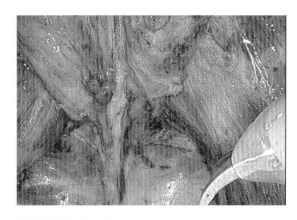

图 7-3-22 游离结束

保留 Hiatal ligament。

四、直肠低位前方切除术 2

1. 处理肠系膜（▶视频 1）

　　助手用纱布牵拉直肠使其直线化。肠管与系膜均等的圆柱状牵拉极为重要。用血管凝固装置（VS）处理系膜。首先在肠系膜与直肠壁之间进行游离，按照左侧→右侧→背侧的顺序用血管凝固装置离断系膜。进行左、右侧壁游离时，左侧用尖端上弯抓钳，右侧用 1 号臂双极单孔抓钳（FB）稍微旋转展开视野，这样可以一直游离到背侧的系膜（图 7-4-1）。

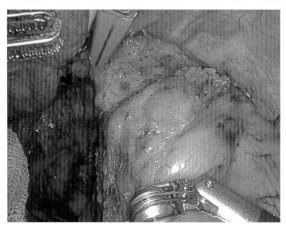

图 7-4-1　肠系膜处理
肠管周围的游离。

2. 肠管离断（▶视频 2）

　　直肠阻断夹夹闭，经肛冲洗后，从 3 号臂放入 SureForm 45mm（绿色或黑色）钉仓，有计划地分 2 次离断肠管。如果从侧壁离断较为困难，则改为前后离断。

　　与腹腔镜切割闭合器相比，机器人的切割闭合器可能把肠管往外侧推挤，第一次离断肠管的直线切割闭合器要确切地离断到 45mm，这样才能保证第 2 次完全离断掉（图 7-4-2）。

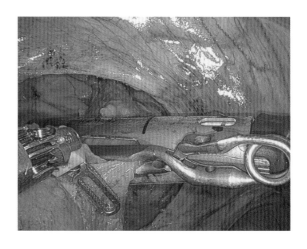

图 7-4-2　直肠有计划性地用 2 枚钉仓离断
第 1 枚钉需要尽量全长离断，才能确保第 2 次完全离断。

3　重建 （▶ 视频 3)

机器人辅助下的直肠吻合较为简单，但是考虑到机器导入问题，对于前方切除的病例可以在腹腔镜下进行重建，但是对于侧方清扫的病例则采用机器人下的 DST 吻合。

经肛引流管一般采用 8mm 多孔引流管，尖端越过骶骨岬 3～4cm 后进行固定。这样既可以防止引流管拖出，也可以避免引流管顶住骶骨造成穿孔。

五、肛门内括约肌间切除术

1 理念，上腹部操作，直肠游离

机器人凭借其灵活的关节活动度在保留肛门的括约肌间行直肠切除术（Intersphincteric resection，ISR）中发挥着极其重要的作用。上腹部的操作到直肠游离都与前面的低位直肠前方切除术一样进行直肠系膜全切除术（Total mesorectal excision，TME），重要的是充分显露肛提肌（图7-5-1，图7-5-2）。

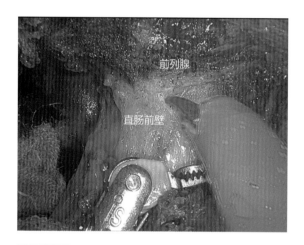

图 7-5-1　TME：直肠前壁游离

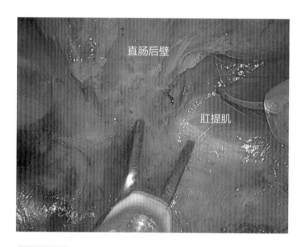

图 7-5-2　TME：直肠后壁游离

2 肛管内的游离（视频1）

括约肌间游离时，若不切除直肠背侧的 Hiatal ligament，是无法进入直肠括约肌间隙的。Hiatal ligament 直肠纵行肌连接在一起，切除时切勿损伤直肠。因此，要先游离 Hiatal ligament 左、右两侧的肌间隙，之后参考左右水平面离断 Hiatal ligament 比较安全（图7-5-3 ~ 图7-5-5）。

左右括约肌间切除技巧在于把耻骨直肠肌向外侧牵拉，直肠壁向内侧展开，这样可以很明确地找到括约肌间隙。

内外括约肌结合比较疏松，一旦进入正确游离层，就可以很容易地推进。此外，用斜视镜向上看更容易正面观察到括约肌间隙。

离断 Hiatal ligament 之后，继续沿着前壁、后壁、左侧、右侧括约肌间进行游离（图7-5-6）。

腹腔内的游离结束时，必须确认有无出血及副损伤。

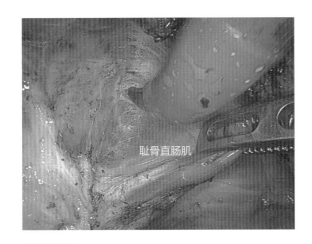

图 7-5-3 直肠右侧：括约肌间游离

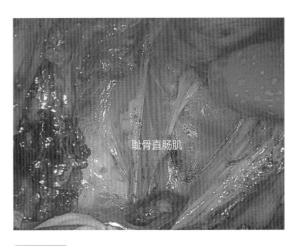

图 7-5-4 直肠左侧：游离括约肌间隙

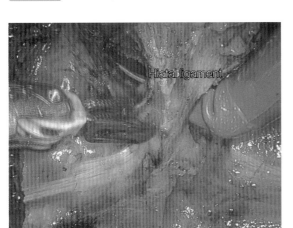

图 7-5-5 离断 Hiatal ligament

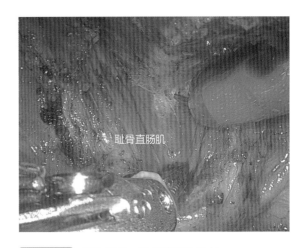

图 7-5-6 直肠背侧：括约肌间的游离

3 肛侧的操作及重建

用扩肛器充分展开肛门视野并开始肛门操作，根据肿瘤所在部位，首先切开的方位也不一样。如果是 ISR 全切除则在括约肌间沟开始，ISR 次全切除则在括约肌间沟与齿状线之间切开，如果是 ISR 部分切除，则在齿状线处切开。为了减少癌细胞播种及脱离，要确切地缝合肛管断端。左右游离后与腹腔内相通，把直肠全部切除。

用 4-0 的单丝可吸收线进行吻合，垂直褥式缝合 16~20 针，最后回肠双腔预防性造口，手术完成。

第七章 直肠

六、经腹会阴直肠切断术

1　中枢侧淋巴结清扫，直肠游离

中枢侧淋巴结清扫以及直肠游离，请参照直肠低位前方切除术章节。

2　腹腔外侧路径结肠造口 （▶视频 1）

为了防止造口旁疝，或者造口脱垂，一般采用腹膜外路径。在外侧游离之后做成腹膜外隧道。首先用尖端上弯抓钳与助手钳子向腹侧抓提腹膜切开部，单极电剪向腹侧游离 （图 7-6-1），腹膜头侧的切开范围空间要大些，这样可以防止上提肠管成直角屈曲状态。机器人凭借着其灵活的关节活动度，能更顺利地游离腹膜。

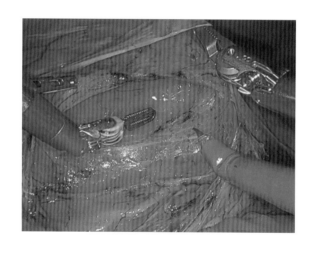

图 7-6-1　向腹侧方向游离腹膜，做成腹膜外侧通路

3　离断肛提肌 （▶视频 2）

直肠周围继续向尾侧游离，广泛显露肛提肌。直肠后壁半周用电刀标记切除线，用血管凝固装置离断肛提肌 （图 7-6-2）。随着离断肛提肌，坐骨直肠窝脂肪组织逐渐显露出来 （图 7-6-3）。背侧的肛提肌离断之后，直肠能够被进一步牵向腹腔一侧，这样可以继续游离直肠前壁。

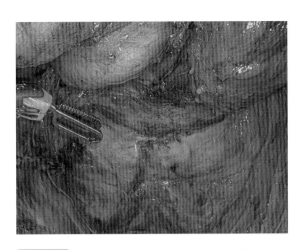

图 7-6-2　显露出肛提肌，用电刀标记切除线

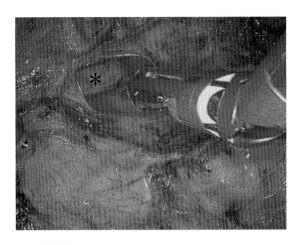

图 7-6-3　随着肛提肌离断，显露出坐骨直肠窝

4　口侧肠系膜以及肠管离断（▶视频 3）

沿着乙状结肠系膜预定切除部用血管凝固装置裁剪系膜。此时用尖端上弯抓钳抓住预定离断部位的附近，肠系膜下动脉的血管蒂让助手牵拉着，把肠系膜平面展开，按照适当的切除线裁剪肠系膜（图 7-6-4）。肠系膜处理后用吲哚菁绿（ICG）进行静脉注射，在 Firefly 模式下观察肠管的血流是否有问题（图 7-6-5），乙状结肠用自动缝合器离断。

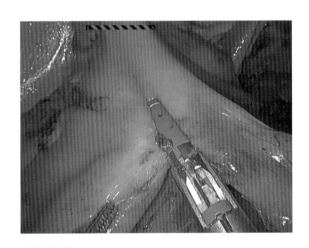

图 7-6-4　肠系膜平面展开，用血管凝固装置离断

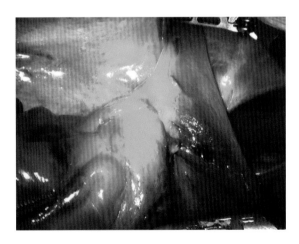

图 7-6-5　静脉注射 ICG，在 Firefly 下模式观察肠管血运情况，指引肠管离断

5　会阴操作（▶视频 4）

开腹手术与腹腔镜手术的会阴操作步骤均相同，此处不赘述。以背侧、侧方的尾骨以及坐骨结节为解剖学标志，切除坐骨直肠窝的脂肪，与腹腔内游离的层次相通。确认腹侧的会阴浅横肌，保留该肌，并离断耻骨直肠肌，以前列腺或阴道后壁作为解剖学标志，游离标本，移除直肠。彻底止血后，从腹腔内向盆腔内充分冲洗，关闭会阴切口。

6 人工肛门 （▶ 视频5）

与前面叙述的一样，从腹膜外侧进行造口。为了防止造口旁疝，我们下了更多的功夫。在腹直肌前鞘外侧2～3cm处切开后鞘，在腹腔镜的指引下，用弯剪游离腹膜前腔，注意不要损伤腹膜。一直与腹腔内游离的腹膜外间隙相通。确认可以上提结肠之后，从造口皮肤周围伸入钳子，抓提乙状结肠断端，注意不要扭转，缓慢向造口处牵拉（图7-6-6）。

充分止血之后，放入引流管。盆底腹膜呈开放状态，骨盆底放入防粘连膜，以减少术后粘连。最后打开造口肠管，完成人工肛门手术。

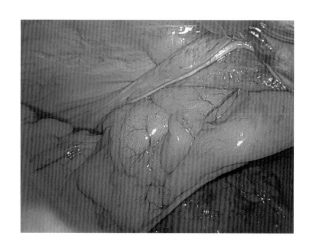

图 7-6-6 乙状结肠断端经腹膜外通路提到造口区

七、侧方淋巴结清扫

1　适应证

侧方淋巴结清扫的手术适应证基本上是按照《日本大肠癌治疗指南》规定进行的。即对腹膜返折以下的 T3 以深的进展期直肠癌进行侧方淋巴结清扫，而且是预防性的双侧淋巴结清扫，清扫范围包括 No.263、No.283 淋巴结。但是，75 岁以上高龄患者除外。此外，1mm 薄层螺旋 CT 或者 MRI 排除肿大淋巴结的可能性的病例，也可以不用清扫侧方淋巴结。

2　术前准备

（1）戳卡放置

戳卡放置如图 7-7-1 所示。该术式基本上都是跟直肠癌根治切除术同期完成的，因此除了直肠切除术的戳卡之外，加用侧方淋巴结清扫戳卡。侧方淋巴结清扫时，助手的组织牵拉以及视野展开、渗出液体和出血等的吸引都是非常重要的。因此，助手必须有 2 个戳卡可以自由支配。经脐切开 30mm，放入切口保护套以及单孔套卡（EZ access），装好 8mm 达·芬奇戳卡（③）以及 12mm 腹腔镜戳卡（④），该戳卡主要用于纱布进出以及切除的淋巴结取出等。此外，达·芬奇 8mm 戳卡放置在①⑤号位，达·芬奇 12mm 戳卡放置在②号位，腹腔镜用 5mm 戳卡 2 个，分别放置在⑥⑦号位，总共 7 个戳卡进行手术。①②③⑤号位与达·芬奇机械臂连接好，③号位与腹腔镜戳卡连接，①号位与尖端上弯抓钳对接，②号位与单极弯剪连接，⑤号位与双极单孔抓钳连接备用。助手通过⑥⑦号位使用有孔肠管抓钳与吸引管进行辅助手术。

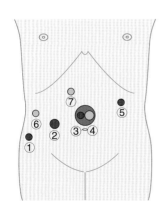

图 7-7-1　机器人辅助侧方淋巴结清扫的戳卡配置

（2）视野中心

如果是双侧侧方淋巴结清扫，则视野中心为骨盆正中央，如果是单侧淋巴结清扫，则调整视野中心。可以适当地调整脐部腹腔镜（③）的方向以位于清扫淋巴结侧的对侧为宜。

（3）左侧 No.263 淋巴结清扫（▶ 视频 1）

① No.263 内侧面

　　跨越髂总动脉之后，尖端上弯抓钳抓持输尿管周围的组织，如果向内侧方向牵拉的话，输尿管腹下神经筋膜就很容易辨认出来，继续进行游离（图 7-7-2）。在尾侧可见 S3/S4 神经，此时，与直肠全系膜切除（TME）层相通，且确切地把神经保留下来，把需要清扫的淋巴结 No.263 的尾侧端显露出来（图 7-7-3，图 7-7-4）。游离显露边界，背侧到达髂内静脉，头侧为髂内动脉分叉部。

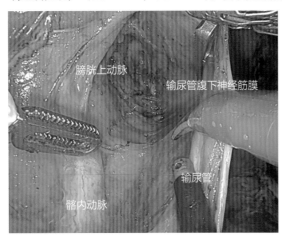

图 7-7-2 No.263 内侧的游离
尖端上弯抓钳与助手钳呈面状展开。

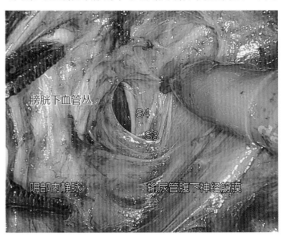

图 7-7-3 No.263 内侧的最尾侧（No.263 侧视野）
确认 S3/S4 神经之后，与 TME 层次相连接。

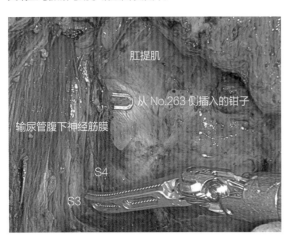

② No.263 外侧面

　　髂内动脉分叉处的头侧端，沿着髂内动脉的前面切开膀胱腹下筋膜，清扫 No.263 外侧缘游离线，向尾侧方向延伸。之后显露出脐动脉皱襞的前面，清扫由此分出的膀胱上动脉，以此作为该区域清扫的腹侧边界，继续沿着该线向尾侧推进，形成 No.263 的外侧面（图 7-7-5）。

图 7-7-4 No.263 最尾侧（TME 侧的视野）
确认能够保留 S3/S4 神经。

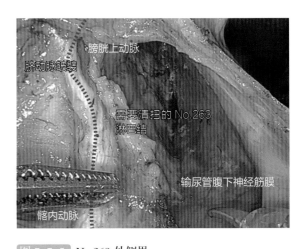

图 7-7-5 No.263 外侧界

　髂内动脉、脐动脉皱襞、膀胱上动脉等构成 No.263 的外侧面。

③ No.263 淋巴结清扫

　　根据上述构建好的外侧面和内侧面之间的脂肪组织均属于需清扫的组织。以背侧的髂内动、静脉为解剖学标志，由头侧向尾侧方向进行清扫（图 7-7-6）。髂内静脉较粗时，可能有骶静脉汇入，此时注意不要损伤该血管，以免造成大出血。No.263 清扫结束后，如图 7-7-7 所示。

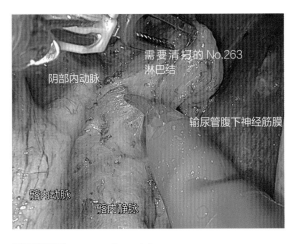

图 7-7-6 No.263 背面游离

从内侧及外侧游离下来的脂肪组织块，其背侧以髂内动、静脉为解剖学参照，从头侧向尾侧方向进行游离，把 No.263 淋巴结整块摘除。

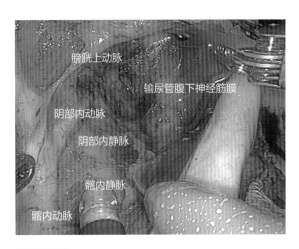

图 7-7-7 No.263 淋巴结清扫后

完全显露出血管解剖学标志。

（4）左侧 No.283 清扫（▶ 视频 2）

① No.283 内侧面

　　用尖端上弯抓钳牵拉脐动脉皱襞显露出膀胱腹下筋膜（图 7-7-8）。沿着膀胱腹下筋膜进行游离，找到膀胱下静脉，该静脉背侧也存在淋巴结组织，需要钝性或者锐性游离出该区脂肪组织，进行完整的清扫。继续向尾侧以肛提肌腱弓为解剖学标志，进行游离，完全显露该肌（图 7-7-9）。继续向头侧游离，显露出髂内动脉分出的闭孔动脉，并离断该血管（图 7-7-10），继续沿着髂内动脉向头侧方向游离。

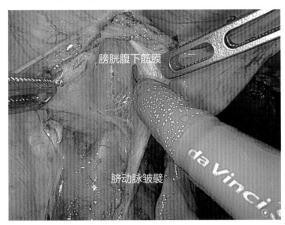

图 7-7-8 No.283 内侧面

用尖端上弯抓钳向内侧牵引脐动脉皱襞，显露出膀胱腹下筋膜。

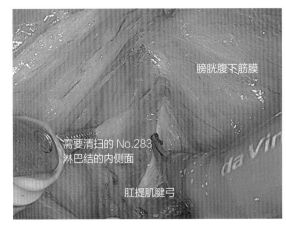

图 7-7-9 显露出肛提肌腱弓

继续游离，显露出肛提肌与闭孔内肌所形成的肛提肌腱弓，这是淋巴结清扫的尾侧界限。

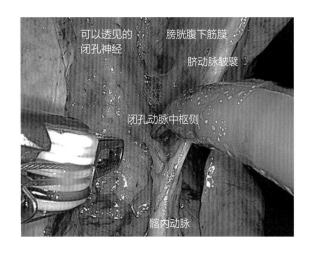

图 7-7-10 闭孔动脉中枢侧的处理

一直向头侧游离，确认髂内动脉分出的闭孔动脉后，离断该动脉的中枢侧。

② No.283 外侧面

助手钳子向外侧牵拉髂外静脉，显露出背侧的腰大肌（图7-7-11）。沿着该层向头侧及尾侧拓宽游离，尾侧方向的终点是汇入髂外静脉的副闭孔静脉（无名静脉），继续从腰大肌向闭孔内肌的背侧游离，该处组织较为疏松，容易进行钝性游离，但是偶尔有穿支血管存在，需要适当地凝固后再进行离断。沿着闭孔内肌继续向背侧游离，确认背侧的肛提肌腱弓以及尾骨肌。之后继续沿着髂外静脉向头侧游离。

③清扫闭孔神经中枢侧

仔细地游离髂外静脉与髂内静脉或髂内动脉的交汇处的脂肪组织，显露出闭孔神经的中枢侧。为了能够彻底地清扫淋巴结脂肪组织，助手钳子向外侧牵拉髂外静脉。闭孔神经包绕的脂肪组织背侧有坐骨神经，注意不要损伤该神经（图7-7-12）。

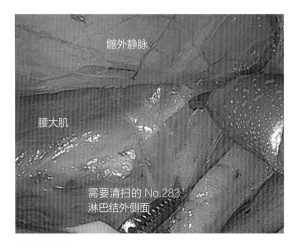

图 7-7-11 No.283 外侧面的处理

尖端上弯（TIP-UP）抓钳与助手钳子把髂外静脉向外侧翻转，显露出腰大肌，注意不要损伤髂外静脉。

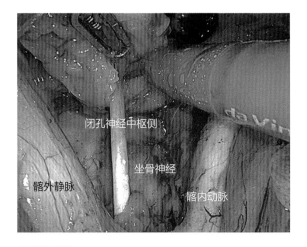

图 7-7-12 No.283 头侧清扫

助手钳子向外侧牵拉髂外静脉，利用机器人的关节活动度，切除所有的脂肪组织。此时，有可能闭孔神经突然显露出来，注意不要损伤了。

④ No.283 背侧

继续扩大闭孔神经中枢侧游离出来的 No.283 背侧面，向尾侧推进，可见横向走行的髂腰血管丛，沿着保留该血管的层面进行游离。闭孔血管的中枢侧有可能从髂腰血管丛分出，这种情况下需要酌情处理。继续向尾侧游离，确认尾骨肌的头侧。

⑤清扫闭孔神经末梢侧

　　沿着副闭孔静脉游离出 No.283 的尾侧面。此时，为了防止淋巴漏，可以用血管凝固装置进行分离。注意用血管凝固装置处理闭孔动、静脉末梢时，切勿损伤闭孔神经（图 7-7-13）。继续钝性及锐性游离闭孔内肌以及肛提肌表面的 No.283 淋巴结尾侧面，确认尾骨肌的前面，这些附着的脂肪组织从尾侧向头侧进行清扫。与之前的内侧、外侧、头侧游离的层面汇合，并且一同显露 Alcock 管周围脂肪并清扫（图 7-7-14）。

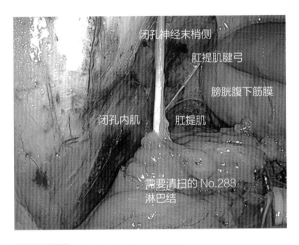

图 7-7-13　处理闭孔神经末梢侧

在闭孔确认闭孔神经的末梢侧，用血管凝固装置离断闭孔动、静脉。钝性及锐性地清扫肛提肌及闭孔内肌表面附着的脂肪组织。

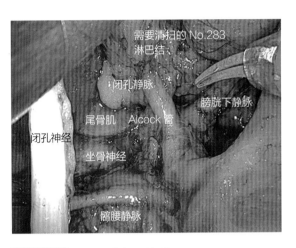

图 7-7-14　No.283 背侧面处理

确认好坐骨神经及髂腰血管丛，从头侧向尾侧游离其背侧，很多时候一并离断闭孔静脉的中枢侧。

⑥摘除 No.283 淋巴结

　　上述游离基本上就把 No.283 淋巴结环周性游离了，闭孔神经基本被显露出来。注意切勿热损伤了闭孔神经，沿着闭孔神经切开 No.283 脂肪组织，整块摘除 No.283 淋巴结。清扫后的照片见图 7-7-15 和图 7-7-16。

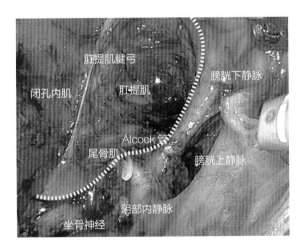

图 7-7-15　No.283 淋巴结清扫后的膀胱下静脉周围

膀胱下静脉背侧到尾骨肌周围点状曲线这个区域要切实地清扫完毕。

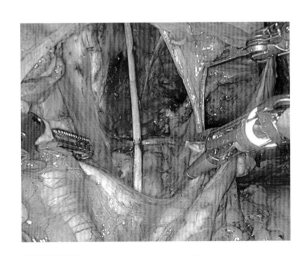

图 7-7-16　No.283 清扫之后的全貌

(5) 左右侧淋巴结清扫的差异

从戳卡配置来看，与左侧相比，右侧清扫时，钳子之间的距离比较短，容易受到干扰（图7-7-17），需要有效地利用钳子的关节避开干扰。此外，视野中心设定时，将腔镜戳卡移动到与应切除侧相反的方向，努力改善视野。如果干扰仍然强烈，则可在左下腹追加端口，通过移动双极抓钳，干扰就会大幅减少。

此外，进行右侧清扫时，4号戳卡的操作范围较近，尖端上弯（TIP-UP）抓钳的活动性变差，如果操作性很差，妨碍手术进行时，则把戳卡稍微向外拨，这样可以改善活动性。

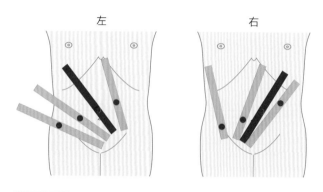

左　　　　　右

图 7-7-17　右侧淋巴结清扫

与左侧相比，右侧清扫时钳子之间的距离较短，容易受到干扰。此外4号戳卡的操作范围比较近，尖端上弯（TIP-UP）抓钳的活动性变差。

八、 Case Report 膀胱全切、回肠导管术后患者的直肠癌手术：对盆腔内脏器术后的病例进行机器人辅助下直肠切除术

在快速老龄化时代，有过骨盆内手术史的直肠癌患者逐渐增加，机器人手术对这类患者也是非常有帮助的。特别是对高度粘连的病例，机器人凭借其稳定的视野、恒定的张力及关节灵活度，更加有利于手术操作。此次，我们介绍一例因膀胱癌进行膀胱全切、回肠导管术后的病例进行的直肠癌手术的报告。

病例 70 岁，男性。

现病史：因血便就诊，完善各项检查后诊断为直肠癌，被介绍到我科室就诊。检查结果为直肠癌 Ra-Rb，cT3N1bM0，cStage Ⅲ b。

既往史：因膀胱癌行腹腔镜下膀胱全切、回肠导管及两侧淋巴结清扫术。此外，回肠导管周围存在巨大腹壁疝。膀胱癌术后腹主动脉周围淋巴结复发，免疫治疗中，淋巴结转移控制良好。

治疗方案：膀胱癌复发控制良好，因此对直肠癌进行根治手术。

手术术式：机器人辅助下直肠癌低位前方切除术（D3）。

1 影像学诊断

肠镜检查可见直肠中上段（Ra）1 型肿瘤，充满管腔，肿瘤体积较大，肠镜无法通过（图 7-8-1）。

经肛门肠道造影检查发现直肠上段肠管内造影剂充盈缺损（图 7-8-2）。

CT 检查可见直肠上段（Ra）肿瘤充满管腔（图 7-8-3）。骨盆内有小肠，与耻骨以及侧方淋巴结清扫部位广泛粘连，此外，右下腹部有回肠导管（图 7-8-4），且周围有突出在腹壁外的造口旁疝，横结肠疝出。

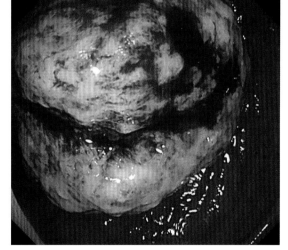

图 7-8-1 肠镜检查

直肠中上段（Ra）管腔内被 1 型肿瘤充满，几乎没有间隙，肠镜无法通过。

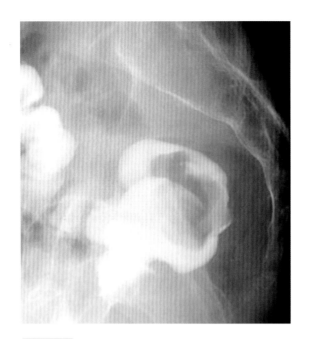

图 7-8-2 经肛肠管造影

直肠中上段（Ra）肠管内造影剂充盈缺损。

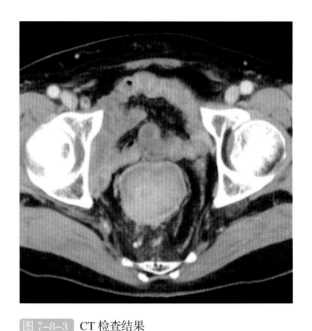

图 7-8-3 CT 检查结果

CT 检查可见直肠上段（Ra）肿瘤充满管腔（图 7-8-3）。骨盆内有小肠，与耻骨以及侧方淋巴结清扫部位广泛粘连。

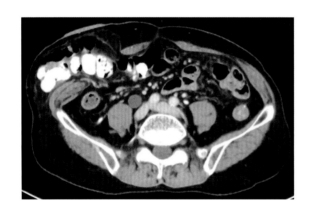

图 7-8-4 CT 检查结果

右下腹部可见回肠导管，其周围可见腹壁外突出的造口旁疝，横结肠疝出。

2 手术

　　首先按照图 7-8-5 放置戳卡，通常患者右侧留置 2 个戳卡，因为该患者有回肠导管旁疝，因此左侧放置 2 个戳卡。TIP-UP 双孔抓钳从最左侧的戳卡①处放入，用于形成对抗张力。

　　观察盆腔内，可见粘连严重，特别是耻骨与两侧淋巴结区域广泛粘连（图 7-8-6）。尽量不损伤肠管，慎重地抓提肠管，仔细游离粘连。此时调整好体位，有效利用重力确保视野，安全地进行手术。

　　侧方淋巴结清扫时，髂内血管、闭孔神经、髂内血管各分支等有可能突入术野，需足够小心（图 7-8-7）。为了减少损伤，尽量浅而广地进行游离，不是一味地纵深游离。

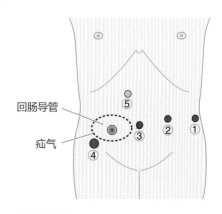

回肠导管

疝气

图 7-8-5 戳卡放置

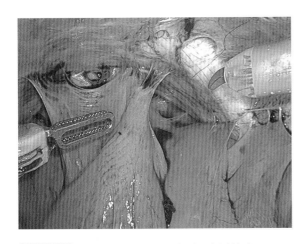

图 7-8-6　侧方淋巴结清扫区域可见广泛粘连

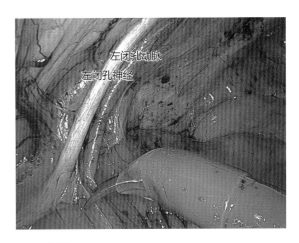

图 7-8-7　游离侧方淋巴结区域

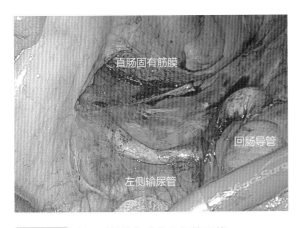

图 7-8-8　与回肠导管相连的左侧输尿管

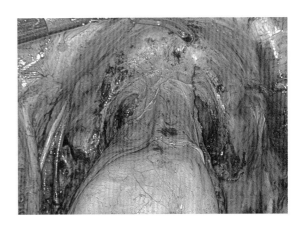

图 7-8-9　游离结束时

　　一直游离就可见在骶岬前方左右走行的回肠导管与左侧输尿管相连（图 7-8-8）。该区周围都粘连明显，游离时需要足够仔细。如果稍有不慎，就可能造成整个手术视野很差。需要充分游离开粘连，这样可以减少其他脏器损伤。

　　游离结束后的全貌见图 7-8-9。高度粘连的病例，也可以通过仔细分离，达到完全还原其解剖的程度，这样最终出血会极其少，达到更高的根治水平。

　　对高度粘连的病例，我们医院充分发挥机器人优势，积极开展机器人辅助下直肠癌手术。

九、 `Case Report` 充分利用机器人手术特点的微创及高难度手术：针对高度肥胖病例的低位前方切除术

良好的术野是保障手术能够安全可靠实施的非常重要的因素。但是，对于高度肥胖患者来说，由于腹腔内的脂肪较多、腹壁较厚、体位变换受限等，即使采取了充分准备，也很难维持良好的手术视野。机器人手术通过多关节功能，在有限的视野内进行操作，能够确保稳定的术野，对高度肥胖病例也能进行安全可靠的手术。

病例 40 多岁的女性。身高 160cm，体重 128kg（BMI：50kg/m²）。

现病史：因便血就诊，完善各项检查后被诊断为直肠癌。高度肥胖的患者，正在进行血液透析，为了外科手术转诊到笔者医院。5 年前因慢性肾衰竭开始进行透析。

1 影像学检查

下消化道内镜检查提示直肠 RS 的 3/4 周有 2 型肿瘤（图 7-9-1）。直肠 RS 后壁发现隆起性病变（图 7-9-2）。

腹部增强 CT 检查可见直肠壁肥厚，但周围淋巴结无肿大，也无远处转移（图 7-9-3）。

腹部增强 MRI 检查发现直肠壁肥厚（图 7-9-4），诊断为 cT3N0。

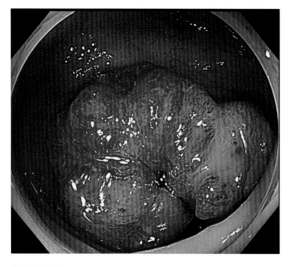

图 7-9-1 下消化道内镜检查

直肠 RS 处可见 3/4 周 2 型肿瘤。

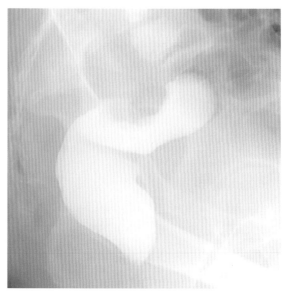

图 7-9-2 下消化道造影检查

直肠 RS 后壁有隆起性病变。

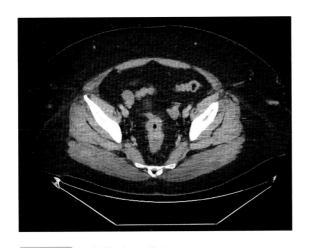

图 7-9-3　腹部增强 CT 检查

直肠壁肥厚，周围淋巴结未见肿大，无明确的远处转移。

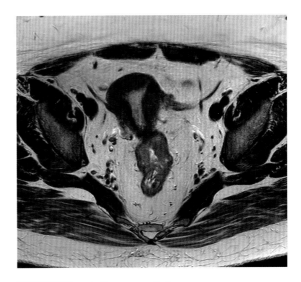

图 7-9-4　腹部增强 MRI 检查

直肠壁肥厚，术前诊断为 cT3N0。

2　手术

　　手术前日，在患者清醒的情况下确认体位，确保术中姿势没有问题。

　　置入戳卡后进行腹腔内探查，由于腹腔内脂肪较多，手术视野难以显露，所以中枢侧清扫必须将小肠放入骨盆内（图 7-9-5）。

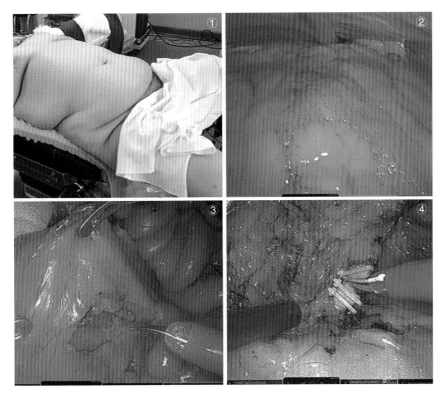

图 7-9-5　术中所见（体位，中枢侧清扫）

①术前确认体位，②腹腔内的状态，③中枢侧清扫时视野展开，④清扫 IMA 根部周围。

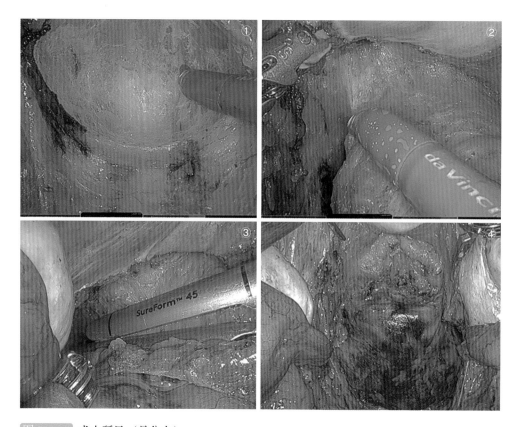

图 7-9-6 术中所见（骨盆内）

①直肠背侧游离，②直肠前壁游离，③直肠离断，④离断后。

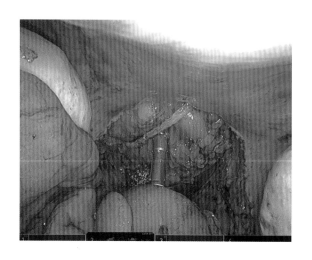

图 7-9-7 肠管吻合

把盆腔内的小肠向上腹部移动后，游离直肠（图 7-9-6）。肥胖患者由于肠管周围的脂肪量较多，在游离直肠左侧时，要比平时更加注意 3 号臂是否压迫组织。

采用 DST 进行吻合，手术完成（图 7-9-7）。

在"高度肥胖"这一手术空间受限的病例中机器人凭借其稳定的术野，可为手术提供巨大帮助。

第八章　疝气

一、概念及适应证

1 概念

以前，笔者科室对腹股沟疝采用腹腔镜经腹腹膜前修补术（Laparoscope transabdominal preperitoneal repair，L-TAPP）以 L-TAPP 法为首选，腹膜切开采用环状切开法，2021 年 5 月起采用机器人辅助下腹股沟疝修补术（robotassisted transabdominal preperitoneal repair，R-TAPP）。机器人手术的优点有 2 点：即可以通过清晰 3D 图像进行仔细的观察，以及通过多关节功能提高操作的灵活性。腹股沟疝与其他消化外科手术一样，需要在对层次解剖有充分认识的情况下进行游离操作。R-TAPP 在层次辨识方面比传统的 L-TAPP 更具优势。L-TAPP 利用从腹壁插入的手术钳修复腹壁病变的腹股沟疝，直的手术钳进行向上游离操作可能角度不太适合（图 8-1-1）。即使在这种场合，R-TAPP 通过利用其灵活的多关节功能，也能轻松完成腹壁侧的游离操作（图 8-1-2）。

在腹膜切开步骤上，大多数医院开展 R-TAPP 时采用的是欧美的头侧切开方法，而我们采用的是与 L-TAPP 相同的，且在日本普遍实施的环状切开法。其理由是，习惯于 L-TAPP 手术流程。有研究指出，从解剖学上看，腹膜游离层更靠近腹腔侧，慢性疼痛发生更少。R-TAPP 可选择更微细的层面，采用环状切开法有望获得更好的手术效果。

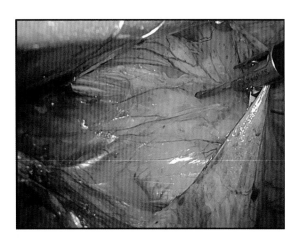

图 8-1-1 TAPP 的游离

TAPP 手术外侧游离时，手术角度不适合操作。

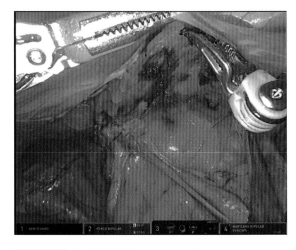

图 8-1-2 机器人游离

利用机器人灵活的关节可以自由地调整角度。

2 适应证

手术适应证针对初次发作的腹股沟疝，目前没有特别的年龄限制，前列腺癌手术后的患者除外。即使是有阑尾炎等下腹部手术病史的患者，只要是小手术，术后考虑粘连较少的就可以使用R-TAPP。今后对复发疝也在讨论扩大适应证。另外，国产手术辅助机器人火烈鸟（Hinotori）也可在消化外科领域使用。今后还计划推出基于火烈鸟（Hinotori）的R-TAPP。

参考文献

[1] Hayakawa S, et al. Evaluation of long-term chronic pain and outcomes for unilateral vs bilateral circular incision transabdominal preperitoneal inguinal hernia repair. Ann Gastroenterol Surg 2022.

二、器械设置

1 手术室布局

进行双主刀的达·芬奇 Xi 系统手术时，整个手术室的布局如图 8-2-1 所示。达·芬奇放在患者的左侧。放置 1 号戳卡时腹腔镜器械放在患者的右侧头侧位置，戳卡放好之后，适当调整器械护士的位置以保证患者周边的操作空间。此外，在患者的左肩侧放置显示器，便于助手观看。需要注意的是，脚侧的达·芬奇显示系统有可能因为达·芬奇机械臂在操作过程中阻挡视线，这是值得注意的。

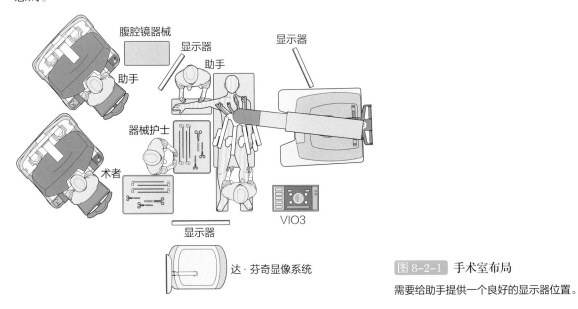

图 8-2-1 手术室布局

需要给助手提供一个良好的显示器位置。

2 体位及戳卡位置

手术体位及戳卡放置时的注意事项是，术中机械臂不要与肋骨弓及 L 形头架相互干扰。患者采用右手外展仰卧位（图 8-2-2）。此外腹股沟背侧放入腰枕，把骨盆整体抬高（图 8-2-3）。身体的位置根据手术台可以屈曲的角度调整上腹部的位置。术中如果有机械臂干扰，则稍微屈曲 3°～5°。术中头低位 10°～13°。此外还要预防性地在患者面部放置柔软的护垫，防止机械臂万一不测，压迫患者颜面部，造成损伤。

尽量秉承微创手术理念，戳卡采用 8mm-8mm-8mm，戳卡位置为脐上 8mm 戳卡，健侧 8～10cm 距离处同等高度放置 2 号戳卡，患侧同样的 8～10cm 距离处稍微靠近头侧 1～2cm 处放置 3 号戳卡（图 8-2-4），但是为了防止肋骨弓与机械臂之间的干扰，气腹之后，观察腹部形状，在最高点的位置再放置该戳卡。在气腹的阶段，调节戳卡插入位置。

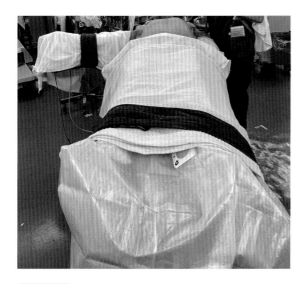

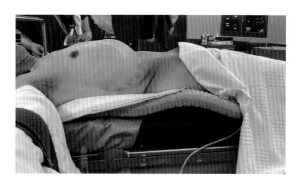

图 8-2-3 腹股沟部垫高

腹股沟背侧垫入腰枕。

图 8-2-2 术中的体位

患者采取仰卧位，右手外展。

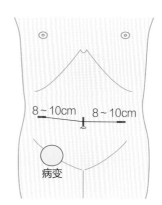

图 8-2-4 器械配置

右侧腹股沟疝时，右侧的戳卡放置在气腹时腹部最高点。

3 能量装置及钳子选择

主要采用马里兰双极电凝钳。右手为优势钳，主要操控马里兰双极电凝钳，与 VIO3 连接，设定为 Auto CUT5.0、Soft COAG10.0。但是需要注意的是达·芬奇公司（Intuitive）不建议与 VIO3 一起使用，各医院酌情使用（图 8-2-5）。左手是非优势钳子，起初使用的是单孔抓钳，但是现在改为可调整抓持力度的 Force bipolar。Force bipolar 主要用于腹膜关闭时，大持针器一般不需要使用，这也是从降低耗材、减低费用方面考虑。

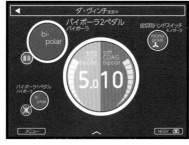

VIO3 设定

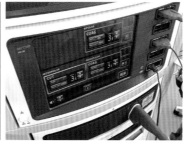

Erbe 设定

图 8-2-5 能量装置设定

优势钳子用 VIO3，非优势钳子用 Erbe vio dv。

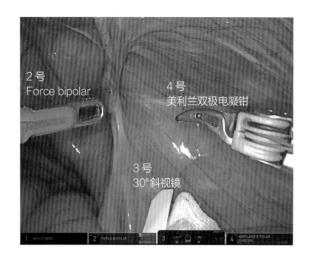

图 8-2-6 钳子、腹腔镜设定

使用 30°斜视镜、Force bipolar 以及马里兰双极电凝钳完成整个手术。

电刀缆线与 Erbe vio dv 接在一起，输出功率设定为 Soft COAG3。此外，术中使用的是 30°斜视镜（图 8-2-6）。

4 术前准备

（1）直尺准备

在确定补片尺寸时采用标尺测量疝周围耻骨肌的薄弱三角区，这是有效防止复发的重要一环。一般来说标尺与记号笔是一个包装的，实际使用时把标尺剪裁成 7cm 长，放入腹腔内用于测量（图 8-2-7）。术前就准备好标尺。但是，与记号笔一起包装的标尺没法在 X 线透视下显影，因此，一般不推荐用于腹腔内。各医院根据自身情况酌情使用。

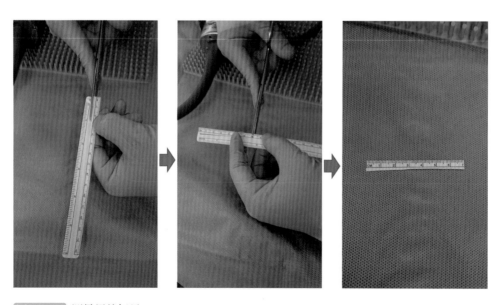

图 8-2-7 测量用的标尺

腹腔内用的标尺在术前就准备好，长度以 7cm 为宜。

（2）纱布卷

为了便于游离操作及缩短手术时间，术前先做一个纱布卷用于术中压补片，防止补片卷缩。因为只能从 8mm 戳卡放入，所以一般采用腔镜纱布对折一半，再卷起来缝合 3 针固定好，放入腹腔内（图 8-2-8）。这样很容易通过戳卡放入腹腔，但是因为是圆柱形的，进入腹腔后很容易滚动而迷失在腹腔内，因此建议在术野范围内进行操作。

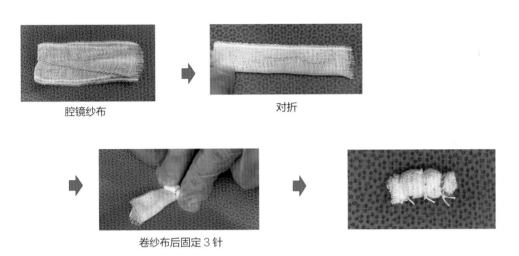

腔镜纱布　　　　　　　　　　对折

卷纱布后固定 3 针

图 8-2-8　纱布卷

把腔镜纱布做成纱布卷，使其能够从 8mm 戳卡放入腹腔内。

三、机器人辅助下腹股沟疝修补术的手术技巧

本章节主要对环状切开法 R-TAPP 手术技巧进行讲解，包括一部分实战手术录像。主要以右侧斜疝为主，但是有一部分是左侧斜疝的内容，本章节对此也进行讲解。

手术顺序

（1）step 1：从第 1 戳卡放置到机器人导入（▣ 视频 1）

①第 1 戳卡放置

一般采用 5mm 的 0° 镜，直视下放置 8mm 的腹腔镜戳卡。为什么拘泥于 8mm 戳卡而不是 12mm 戳卡？一是减少术后疼痛，二是预防戳卡疝的发生。特别是腹股沟疝修补之后的腹壁切口疝是应尽量避免的。

插入戳卡时需要注意的是，操作基本与 L-TAPP 一样，皮肤切开时一并切开皮下脂肪到 Camper 筋膜层。左右医生的皮肤钳子平衡地垂直腹壁上提，戳卡垂直腹壁插入（图 8-3-1）。

腹膜穿通时可见白色环状影（White ring），这是很关键的一步（图 8-3-2）。左、右戳卡如前所述，在气腹的状态下腹部膨隆最高点放置戳卡，这样可减少左、右肋骨弓的干扰（图 8-3-3）。

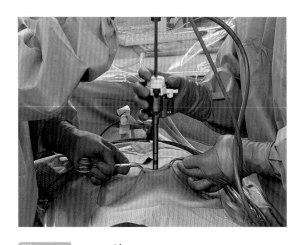

图 8-3-1　Optical 法

用直视（Optical）法放置戳卡。

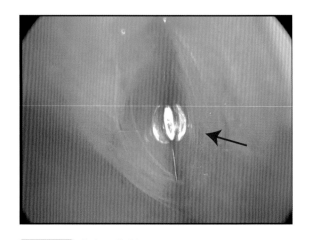

图 8-3-2　白色环状影

直视法放置戳卡时，需要确认白色环状影（White ring），这是很关键的一步。

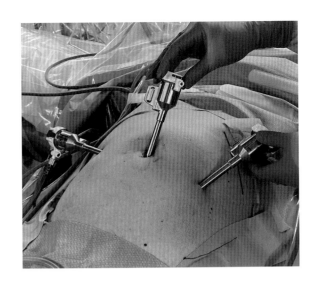

图 8-3-3　戳卡放置后

左右的戳卡放置在腹壁最高点。

②装机（▶ 视频 1 后半部分）

　　R-TAPP 使用 3 个臂，比一般的手术少 1 个机械臂。一般 1 号臂不用，只用 2 号、3 号、4 号臂。
3 号臂用作 30° 镜，以腹壁下动、静脉内侧为中心设定机器（图 8-3-4）。

　　4 号臂接马里兰双极电凝钳，2 号臂接 Force bipolar，开始手术（图 8-3-5）。

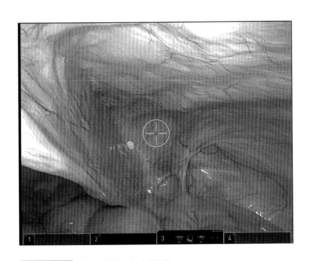

图 8-3-4　手术视野中心设定

以腹壁下血管内侧为视野中心。

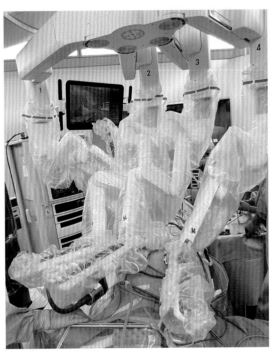

图 8-3-5　术中体外场景

1 号臂未启用。

(2) Step 2：腹膜切开

L-TAPP 时需要切开一部分的腹膜进入腹膜前腔之后，钳子的游离角度才比较好操作，腹膜切开时比较困难。R-TAPP 时游离腹膜前腔可以借助机器人的灵活关节轻松地切开一小部分腹膜。右侧腹膜切开成"b"字形（图 8-3-6），左侧腹膜切开成"d"字形，因此也被称为"db"切开法。

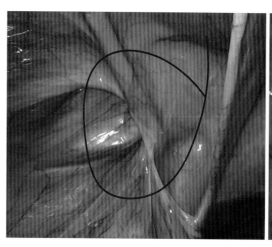
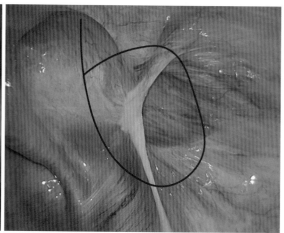

图 8-3-6 "db"切开

右侧腹膜切开成"b"字形，左侧腹膜切开成"d"字形。

①右侧腹膜切开（▶ 视频 2）

L-TAPP 是右手优势钳子，腹膜切开是从右侧向左侧切开的，这样比较顺手。机器人手术时，一般沿着睾丸动静脉的腹侧切开腹膜（图 8-3-7），从外侧背侧向内侧方向切开（图 8-3-8），把睾丸动静脉与输精管向腹壁侧游离，越过输精管进入腹膜前间隙，向腹侧切开腹膜（图 8-3-9）。达·芬奇机器人可以从左、右两侧进行游离，充分利用其关节活动度优势，进行环状切开（图 8-3-10，图 8-3-11）。

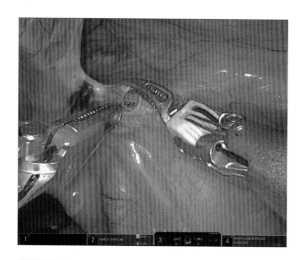
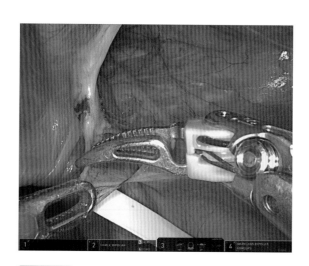

图 8-3-7 腹膜切开起点

腹膜切开从睾丸动静脉的腹侧开始。

图 8-3-8 向内侧切开腹膜

向内侧方向切开一层腹膜，进行拓展游离。

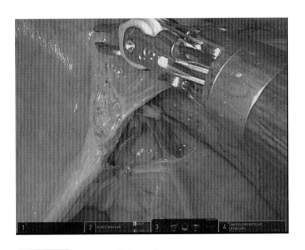

图 8-3-9　"db" 环状切开①

向腹侧切开腹膜。

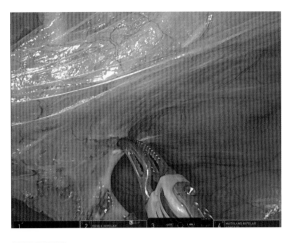

图 8-3-10　"db" 环状切开②

由内侧向外侧切开。

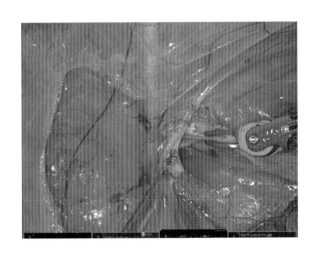

图 8-3-11　"db" 环状切开③

完成环状切开。

②左侧腹膜切开（▣ 视频 3）

对于 L-TAPP 左侧腹股沟斜疝的病例，游离腹膜时，左手一般抓持能量装置，按照与右侧相同的流程切开腹膜（外侧入路），首先从内侧切开进入腹膜前间隙，从右侧向左侧进行游离（内侧入路）。R-TAPP 因其关节活动度高，相对较容易进行腹膜游离，采用与上面介绍的右侧斜疝游离法一样的流程完成腹膜游离（图 8-3-12 ~ 图 8-3-15）。

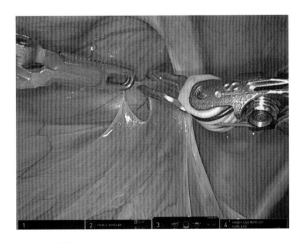

图 8-3-12　切开左侧腹膜

与右侧斜疝一样，在同一个部位切开腹膜。

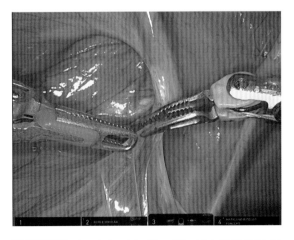

图 8-3-13　向内侧拓展腹膜切开线（左侧腹股沟斜疝）

在睾丸血管的内侧切开腹膜。

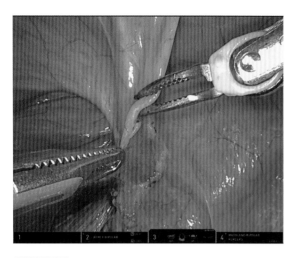

图 8-3-14 "db" 法左侧腹膜切开①

向腹侧切开腹膜。

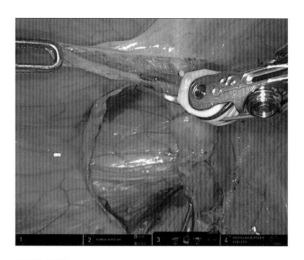

图 8-3-15 "db" 法左侧腹膜切开②

完成环状切开。

(3) Step 3：游离腹膜前间隙

接下来介绍游离操作，为了便于理解，把内侧与外侧分开描述。实际手术时，要全盘考虑，确保术野以及视野展开受限时能灵活应变。

①外侧（输精管周围）游离（▶ 视频 4）

外侧（输精管周围）游离基本上是从背侧向腹侧游离。髂耻束背侧进行钝性游离一般都不会出血，为此，可以用纱布团轻柔地进行游离操作（图 8-3-16）。

从外侧腹侧向腹壁下动静脉周围进行游离。L-TAPP 的钳子角度不好显露，很难沿着层次进行游离。但是采用 R-TAPP 游离腹壁下动静脉周围时腹侧就没什么压力。腹直肌后鞘（Attenuated Posterior Rectus Sheath，APRS）也可以在很多病例中完全保留（图 8-3-17）。不过需要注意的是，根据患者的体形和戳卡位置的不同，最外侧腹侧的游离可能非常接近戳卡，很难使用优势钳进行操作（图 8-3-18）。

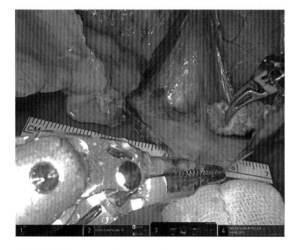

图 8-3-16 用纱布卷进行游离

轻柔地进行钝性游离。

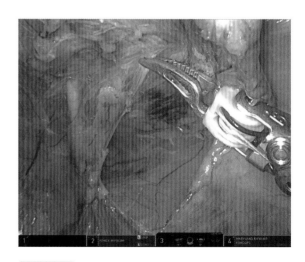

图 8-3-17 腹侧游离

腹侧游离也很轻松。

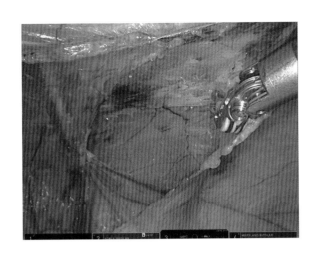

图 8-3-18　外侧腹侧游离较为困难的病例

有的病例可能角度很差，所以外侧腹侧游离较为困难。

②内侧游离

内侧游离基本上是首先确认好膀胱腹下筋膜这一个层面，逐渐扩大游离范围（图 8-3-19）。确认 Cooper 韧带以及耻骨之后，在腹直肌外侧缘 3cm 以上的区域为游离外侧界。游离时可见白色发丝状疏松结构，尽量靠近游离侧切开，而不是在发丝中间切开，这是确保层次正确的技巧。

Cooper 韧带与耻骨表面应该有一层非常薄的膜覆盖，而不是全部裸露的，这是理想的游离层（图 8-3-20）。

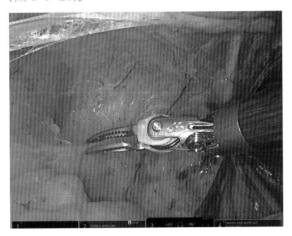

图 8-3-19　膀胱腹下筋膜游离

保留膀胱腹下筋膜的层次进行游离。

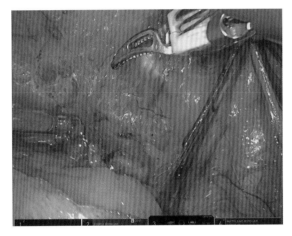

图 8-3-20　Cooper 韧带周围的游离

Cooper 韧带表面有一层膜覆盖，这是最理想的游离层。

③ MPO 测定与全体像的确认（▶ 视频 5）

游离结束后，测定疝周补片修复范围，选择合适的补片。此外，比较容易忘记的是，放置补片前务必拍摄一个游离后的疝周图片（图 8-3-21）。

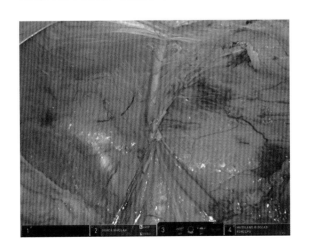

图 8-3-21　游离后的 MPO

R-TAPP 很容易保留腹直肌后鞘（APRS）。

（4）Step 4：补片展开

①自动铆定补片（▶视频6）

使用自动铆定的补片（Self-Fixating Mesh），折叠两次补片，用3mm钳夹住补片内侧中央的一端，插入腹腔内（图8-3-22）。补片不用使劲对折，只要轻轻一松开就可以在腹腔内很容易地展开。在游离后的疝三角周围（MPO）展开补片，补片的中心部位对应着疝中心缺损部（图8-3-23），向上下方向展开补片。这时不仅是单独使用钳尖端，而且充分利用机器人的关节，用钳柄部分完全展开补片，这样可以缩短手术时间（图8-3-24）。补片全部展开后，使用纱布进行压实（图8-3-25）。

自动铆定的补片不需要使用固定钉或缝合固定，虽然很方便，但是一旦补片压实后如果需要重新掀开固定就会发生剥落出血，所以尽量是一次铺好。另外，自动铆定补片也可能在耻骨上等柔软

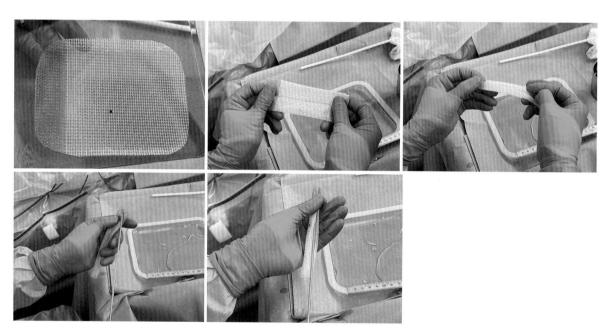

图8-3-22 自动铆定补片的插入方法

用3mm的钳子很容易插入补片，无须过度折叠。

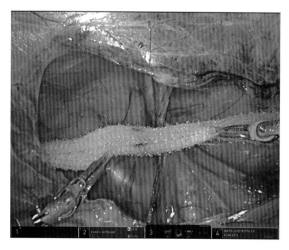

图8-3-23 补片插入方法

游离后的疝三角区域内放置补片。

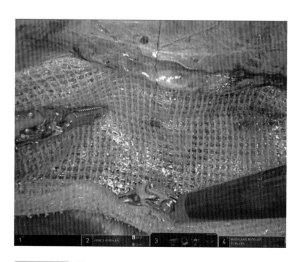

图8-3-24 补片展开

利用关节活动性，钳柄部分也用于展开补片。

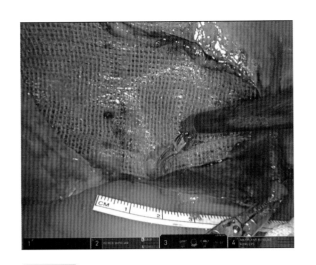

图 8-3-25 压实补片

用纱布压实补片，完全覆盖疝周围。

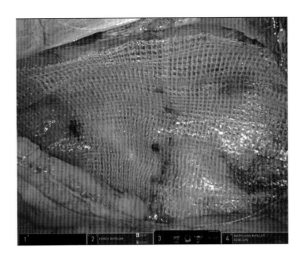

图 8-3-26 补片展开后

补片展开之后，务必拍摄整体像，观察疝薄弱区域被全部覆盖。

组织较少的部分出现固定不充分而容易松动的情况。建议进行抗压测试，如果发现固定不充分，就毫不犹豫地追加缝合固定。最后，常规拍摄补片展开后图像留底（图 8-3-26）。

②普通补片或 3DMAX 补片（▶视频 7）

也可以用普通补片（图 8-3-27）。普通补片需要缝合固定 3~5 处，外侧固定主要选择腹股沟韧带腹侧、腹壁下动静脉附近以及耻骨。进行压力测试，如果补片仍浮起来比较松动，则加缝固定。背侧的缝合相对比较容易，但是腹侧的缝合操作因为环状切开法游离出来的腹膜低垂着妨碍视野，此时缝合腹侧腹膜是比较难的，这种情况可以用体外滑结进行缝合操作，或者用钳柄悬吊腹膜进行缝合（图 8-3-28）。事先可以在训练箱里进行模拟练习，这样可以减少手术时间。

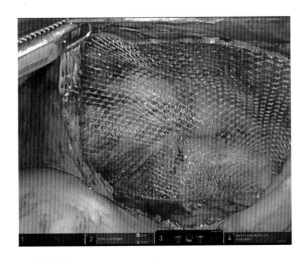

图 8-3-27 展开 3DMAX 补片

充分游离疝周围后，就跟一般的 TAPP 法一样，便于 3DMAX 补片展开。

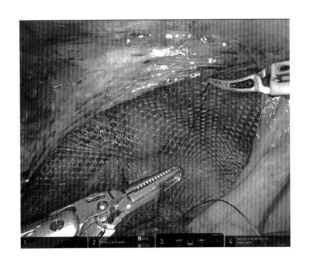

图 8-3-28 补片的缝合固定

腹膜的背侧固定时，可以采用滑结。

(5) Step 5：关闭腹膜，撤机

①缝合关闭腹膜 （▶ 视频8）

腹膜缝合一般采用2根3-0 PDS，R-TAPP时从中央部向内侧开始连续缝合，之后从外侧向中央连续缝合，关闭腹膜缺损部。如果有必要可以把2号臂与4号臂对调，优势钳换成Force bipolar。内侧脐皱襞周围的组织较厚，缝合时可以采用强力抓持模式（Strong grip mood），这样容易抓持，多缝合一些组织，以防止撕裂组织且更加容易覆盖腹膜缺损区域（图8-3-29）。此外，与L-TAPP一样，所有的腹膜缝合之后务必观察腹膜缺损部是否完全关闭（图8-3-30）。

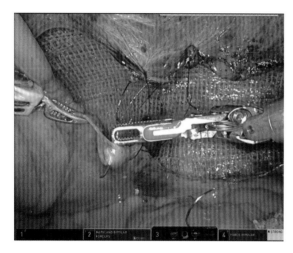

图8-3-29 缝合关闭腹膜

采用强力抓持模式（Strong grip mood），这样不容易转针，利于组织缝合。

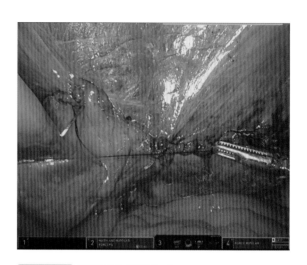

图8-3-30 腹膜缝合关闭之后

缝合完毕之后观察有无松动的地方。

②撤机

检查腹腔内没有纱布残留，撤机。等机器人撤掉之后剪断腹膜缝线，回收缝合针。

以上对机器人辅助下的TAPP法进行了讲解。机器人手术与腹腔镜手术是完全不同的操作，利用其高清的成像系统以及灵活的操控能力更有利于解剖学结构的精细识别，有利于新术式的开发。今后期待机器人手术技术带给疝气患者更加微创、更加安全的手术。

图书在版编目（CIP）数据

名古屋市立大学：机器人消化外科手术/（日）松尾洋一等主编；王利明，李杰主译.-- 沈阳：辽宁科学技术出版社，2024.10
ISBN 978-7-5591-3428-8

Ⅰ.①名…　Ⅱ.①松…　②王…　③李…　Ⅲ.①机器人技术—应用—消化系统疾病—外科手术　Ⅳ.① R656

中国国家版本馆 CIP 数据核字（2024）第 028603 号

出版发行：辽宁科学技术出版社
　　　　　（地址：沈阳市和平区十一纬路25号　邮编：110003）
印 刷 者：辽宁新华印务有限公司
经 销 者：各地新华书店
幅面尺寸：210 mm × 285 mm
印　　张：12
插　　页：4
字　　数：300 千字
出版时间：2024 年 10 月第 1 版
印刷时间：2024 年 10 月第 1 次印刷
责任编辑：凌　敏　于　倩
封面设计：袁　舒
版式设计：袁　舒
责任校对：闻　洋

书　　号：ISBN 978-7-5591-3428-8
定　　价：198.00元

联系电话：024-23284363
邮购热线：024-23284502
http://www.lnkj.com.cn